허리베개
다이어트

kaiteiban KOTSUBANKYOSEIMAKURA DE NERUDAKE DIET

copyright©2011 Toshiki Fukutsuji
All rights reserved.
Original Japanese edition published by FUSOSHA Publishing Inc.
Korean translation rights arranged with FUSOSHA Publishing Inc.
through Timo Associates Inc., Japan and PLS Agency, Korea
Korean edition copyright©2012 by Leegaseo

이 책의 한국어판 저작권은 PLS 에이전시를 통한 FUSOSHA와의 독점 계약으로 (주)이가서에 있습니다.
저작권법에 의해 한국 내에서 보호를 받는 저작물이므로 무단 전재와 복제를 금합니다.

잠들기 전 5분,
한 달이면 10Kg이 빠지는

허리베개 다이어트

후쿠츠지 도시키 지음 | 박은희 옮김

SISO BOOKS

시작하며

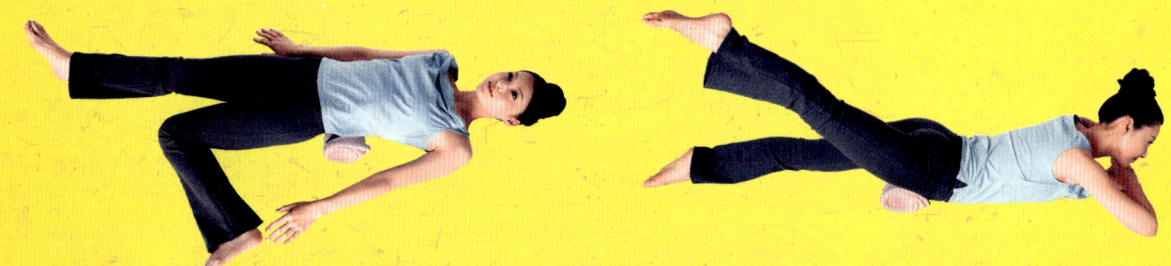

안녕하십니까.
저는 미용침구, 정체, 척추교정요법을 도입한 치료법으로 매일 많은 환자들을 진찰하고 있는 후쿠츠지 도시키입니다. 저희 치료원을 찾는 분들 중 다이어트를 하고 계신 많은 분들이 '이 방법 저 방법 많이 시도해봤지만 오래가지 못한다'라는 말씀을 자주 하셨습니다. 세간에 알려진 다이어트법은 많지만, 역시 끝까지 포기하지 않고 꾸준히 하기란 쉽지 않은 것 같았습니다.

저는 격렬한 운동이나 특별한 행동을 해야 하는 다이어트는 오래가지 못할 뿐 아니라, 몸에도 별로 좋지 않다고 생각합니다. 골반교정 베개를 이용한 '허리 베개 다이어트'는 틀어진 몸에 자극을 줘서 근본적으로 비만을 개선하는 방법

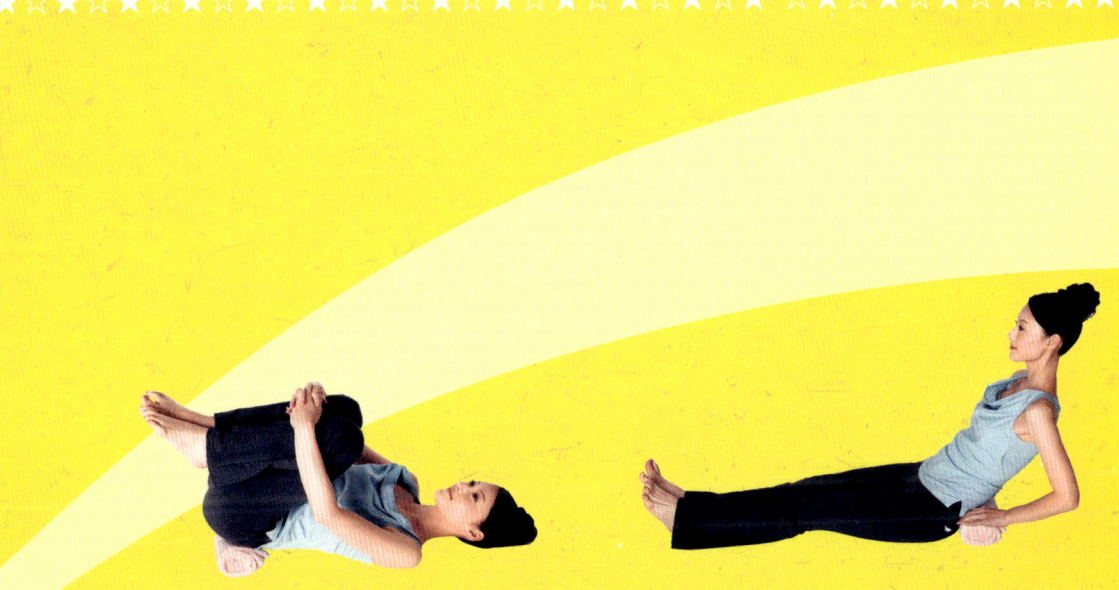

입니다. 하루에 5분 동안 누워 있는 것만으로 효과가 나타나는 아주 심플한 다이어트법이기 때문에, 이제까지 다이어트에 실패해온 사람이라도 분명 포기하지 않고 성공할 수 있을 것입니다.

'허리베개 다이어트'는 살이 빠지는 것은 물론, 몸의 내부나 정신저으로도 건강해지는 다이어트법입니다.
여러분도 꼭 도진해서 날씬한 몸과 건상한 일상을 손에 넣길 바랍니다.

-후쿠츠지 도시키

내 몸의 비뚤어짐 check!

다음의 체크 항목 중 4개 이상 해당되면 몸이 비뚤어져 있을 가능성이 크다!

- ☐ 양쪽 눈의 위치나 크기가 대칭이 아니다.

- ☐ 양쪽 귀의 위치가 다르다.

- ☐ 코 혹은 입이 비뚤어져 있다.

- ☐ 턱 라인이 좌우 대칭이 아니다.

- ☐ 좌우 어깨 위치가 다르거나, 한쪽 어깨가 앞으로 나와 있다.

- ☐ 좌우 유방의 위치나 크기가 대칭이 아니다.

- ☐ 갈비뼈의 가장 아래 뼈가 좌우 대칭이 아니다.

- ☐ 배꼽의 위치가 몸의 중심선 위가 아니다.

- ☐ 허리뼈의 높이가 좌우 대칭이 아니다.

- ☐ 치골을 위에서 눌렀을 때, 좌우에 느껴지는 통증이 다르다.

- ☐ 서 있을 때, 무릎 뼈가 다른 방향을 향하고 있다.

- ☐ 천장을 보고 누웠을 때, 다리가 벌어지는 각도가 좌우 대칭이 아니다.

- ☐ 앉아서 다리를 꼬면, 꼬기 쉬운 다리가 있다.

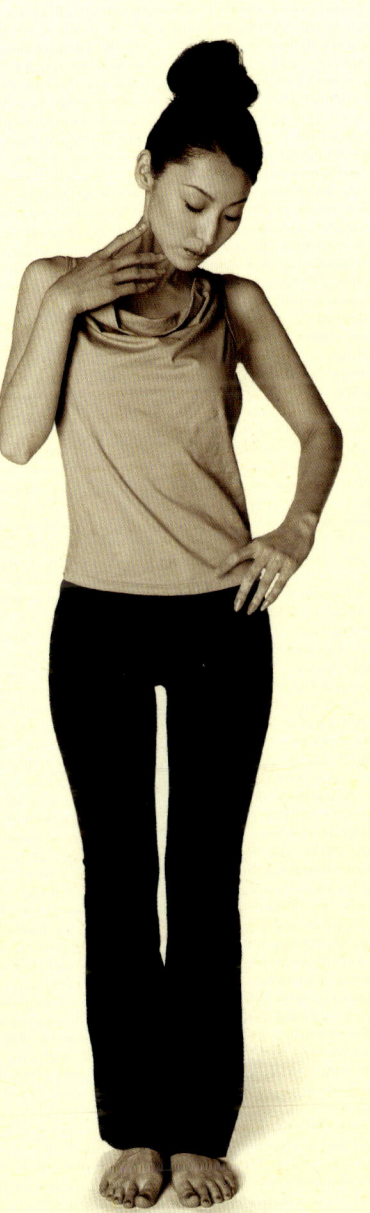

내 몸의 비뚤어짐 check!

☐ 다리를 옆으로 모아서 앉을 때, 편안한 방향이 있다.

☐ 무릎을 편 채로 한쪽 다리를 올리면, 들어올리기 쉬운 다리가 있다.
(서서도, 누워서도 가능)

☐ 서서 몸을 좌우로 기울여보면, 기울이기 쉬운 방향이 있다.

☐ 옆으로 누워 잘 때, 편한 방향이 있다.

☐ 눈을 감고 한쪽 다리로 서면 10초 이상 버티지 못한다, 혹은 어느 쪽을 축으로 삼는지에 따라 차이가 있다.

☐ 눈을 감고 제자리에서 통통 뛰면 위치가 크게 어긋난다.

☐ 눈을 감고 걸으면 똑바로 걷지 못한다.

☐ 걷다보면 치마나 바지가 옆으로 돌아간다.

☐ 계단 등에서 발이 걸려 넘어질 뻔하거나, 부딪히거나 하는 다리가 언제나 정해져 있다.

☐ 눈을 감고 양쪽 검지를 서로 맞닿게 하면, 손끝을 맞추기가 어렵다.

☐ 신발 바닥이 닳는 것이 좌우가 다르다.

> 몸의 뒤틀림 중에서도, 특히 '골반의 뒤틀림'에 주의하자! 다음 페이지의 '골반의 뒤틀림 테스트'를 해보고 자신의 상태를 체크하자.

골반의 뒤틀림 테스트

**스스로는 잘 느끼지 못하는 골반의 벌어짐도
다음 체크를 통해 알 수 있다.**

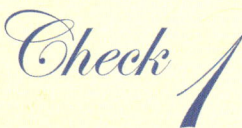

천장을 보고 누워서, 무릎의 바깥쪽이 바닥에 닿도록 다리를 벌렸을 경우(A)와 무릎의 안쪽을 바닥에 닿도록 했을 경우(B)를 비교해 보자. A쪽이 쉽다면 골반이 벌어져 있을 가능성이 크다.

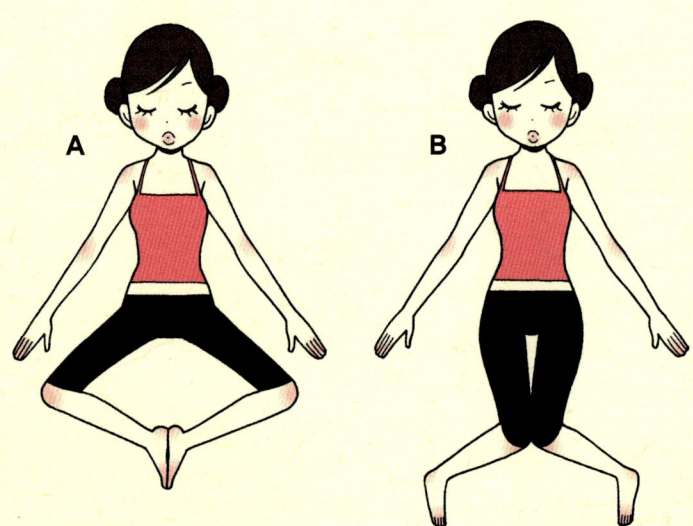

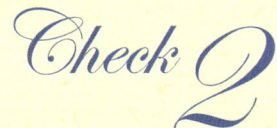

고관절의 앞부분인 '치골'에 주목해 보자. 이 부분이 유난히 튀어나와 있거나, 볼록한 경우에는 골반이 벌어져 있을 가능성이 크다.

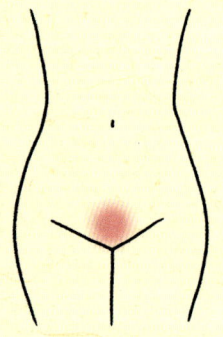

Check 3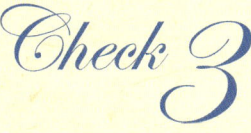

등을 곧게 펴고, 측면에서 몸을 체크해 보자. 자연스럽게 허리 굴곡이 생기면(A) 정상이지만, 허리의 굴곡이 없다면(B) 골반이 벌어져 있을 가능성이 크다.

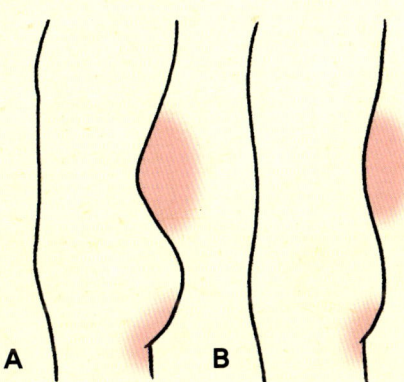

Check 4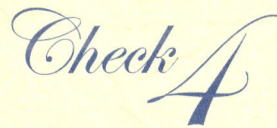

천장을 보고 누워서 양 다리를 펴고 힘을 빼보자. 벌어지는 각도가 90도 이하(A)면 정상이지만, 그 이상으로 크게 벌어진다면(B) 골반이 벌어져 있을 가능성이 크다.

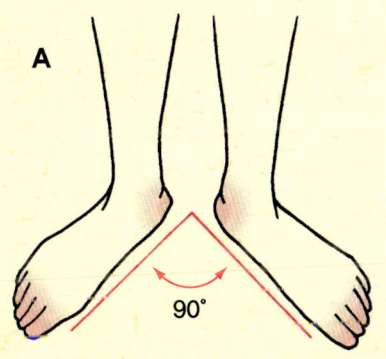 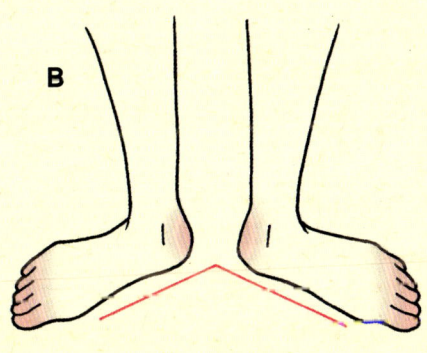

Check 5

서혜부(아랫배와 허벅지 사이의 움푹 들어간 부분이 만드는 삼각 라인)의 각도를 체크해 보자. 90도 전후(A)라면 괜찮지만, 그 이상 벌어져 있다면(B) 골반이 벌어져 있을 가능성이 크다.

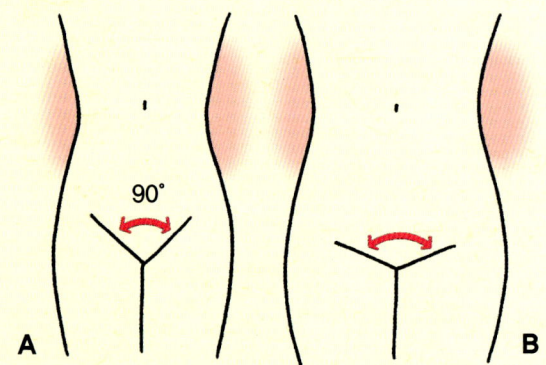

Check 6

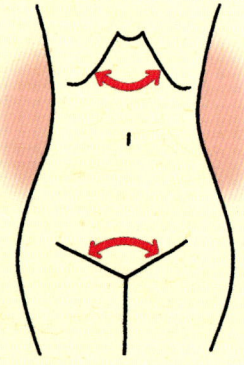

갈비뼈의 좌우 각도와 서혜부의 각도를 비교해 보자. 서혜부의 각도 쪽이 크다면 골반이 벌어져 있을 가능성이 크다. 또한 배꼽 위보다 배꼽 아래쪽이 살이 찐 경우도 골반이 벌어져 있을 가능성이 있다.

Check 7

다리를 모아서 선 후, 몸을 앞으로 굽혔다가 뒤로 젖혀보자. 앞으로 굽히는 것보다 뒤로 젖히는 것이 힘들다면 골반이 벌어져 있을 가능성이 크다.

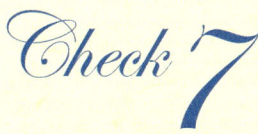
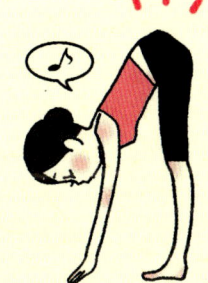
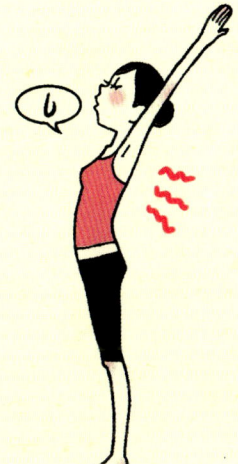

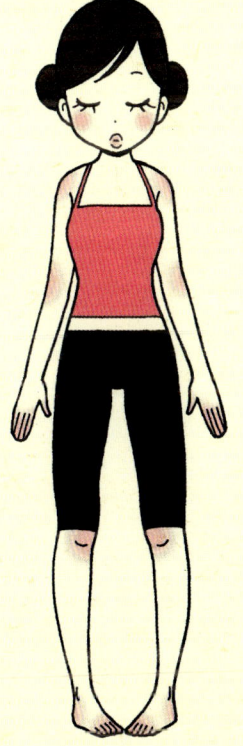

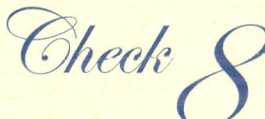

Check 8

양다리를 가능한 한 안쪽으로 향하게 해서 이른바 안짱다리 모양으로 서 보자. 이 자세가 힘들다면 골반이 벌이져 있을 가능성이 크다.

골반의 뒤틀림 테스트 | 13

contents

시작하며 04
내 몸의 비뚤어짐 check! 06
골반의 뒤틀림 테스트 10

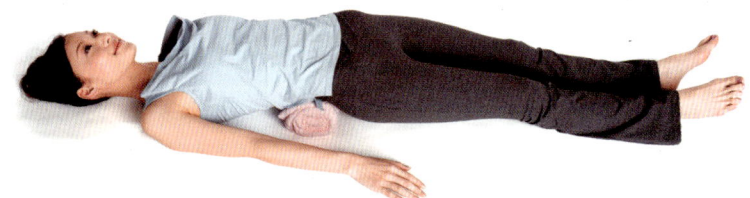

01 '누워 있기만 하면 되는 다이어트' 기본편

'누워만 있을 뿐인데' 살이 빠지는 이유 18 베개 만드는 법 20 베개의 위치 22 눕는 자세 24 양발 끝을 모은다 26 팔은 만세 자세를 한다 28 5분간 누워 있는다 30

02 '누워 있기만 하면 되는 다이어트' 응용편

아름다운 다리 만들기 36 O자 다리 39 탄력 있는 가슴 만들기 42 탄력 있는 엉덩이 만들기 45 뭉친 어깨와 요통 48 그 밖에도 이런 증상에 효과적! 52

03 '앉아만 있으면 되는 다이어트' 일하면서 하는

'앉아만 있는데' 날씬해질 수 있는 이유 58 허리를 정상적인 모양으로 펴준다 60 골반 조정 1 62 골반 조정 2 64 날씬한 등 만들기 66 허벅지 안쪽을 탄탄하게 68 허벅지 바깥쪽을 탄탄하게 70 날씬한 종아리 만들기 72 날씬한 발목 만들기 74

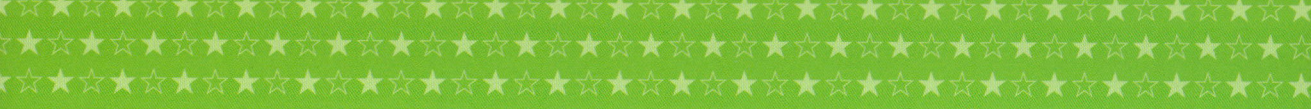
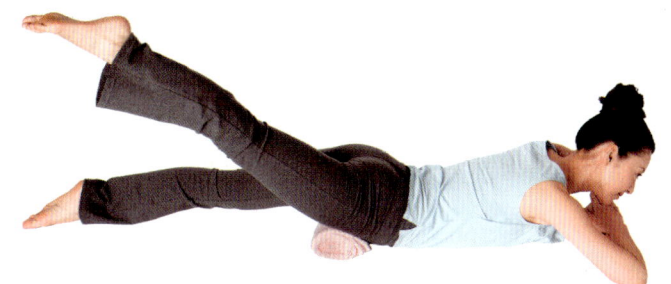

04 부분 다이어트&아름다운 실루엣 만들기
베개 두 개로 끝내는

부분 다이어트&아름다운 실루엣 만들기 80 발목 살 빼기1 82 발목 살 빼기2 84 등 살 빼기1 86 등 살 빼기2 88 탄력 있는 가슴 만들기 90 O자 다리 교정 92

05 체험담 허리베개 다이어트

하반신 통통 타입 98 전신 통통 타입 100 대사저하 타입 102 여성 호르몬 저하 타입 104 만회기 마츠모토 미미코 씨의 체험담 106

맺음말 108

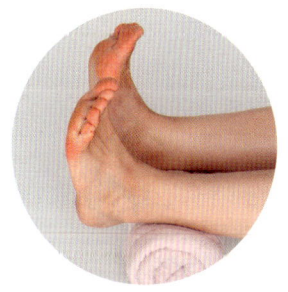

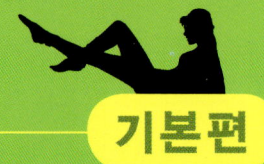

기본편

누워 있기만 하면 되는 다이어트

그저 '누워만 있을 뿐'이다. 농담 같고 믿기 힘든 이런 방법이 나도 모르는 사이 내 몸을 날씬하게 변신시켜 준다! 지금 바로 '허리베개 다이어트'의 살 빠지는 메커니즘을 배워보기로 하자.

part 01

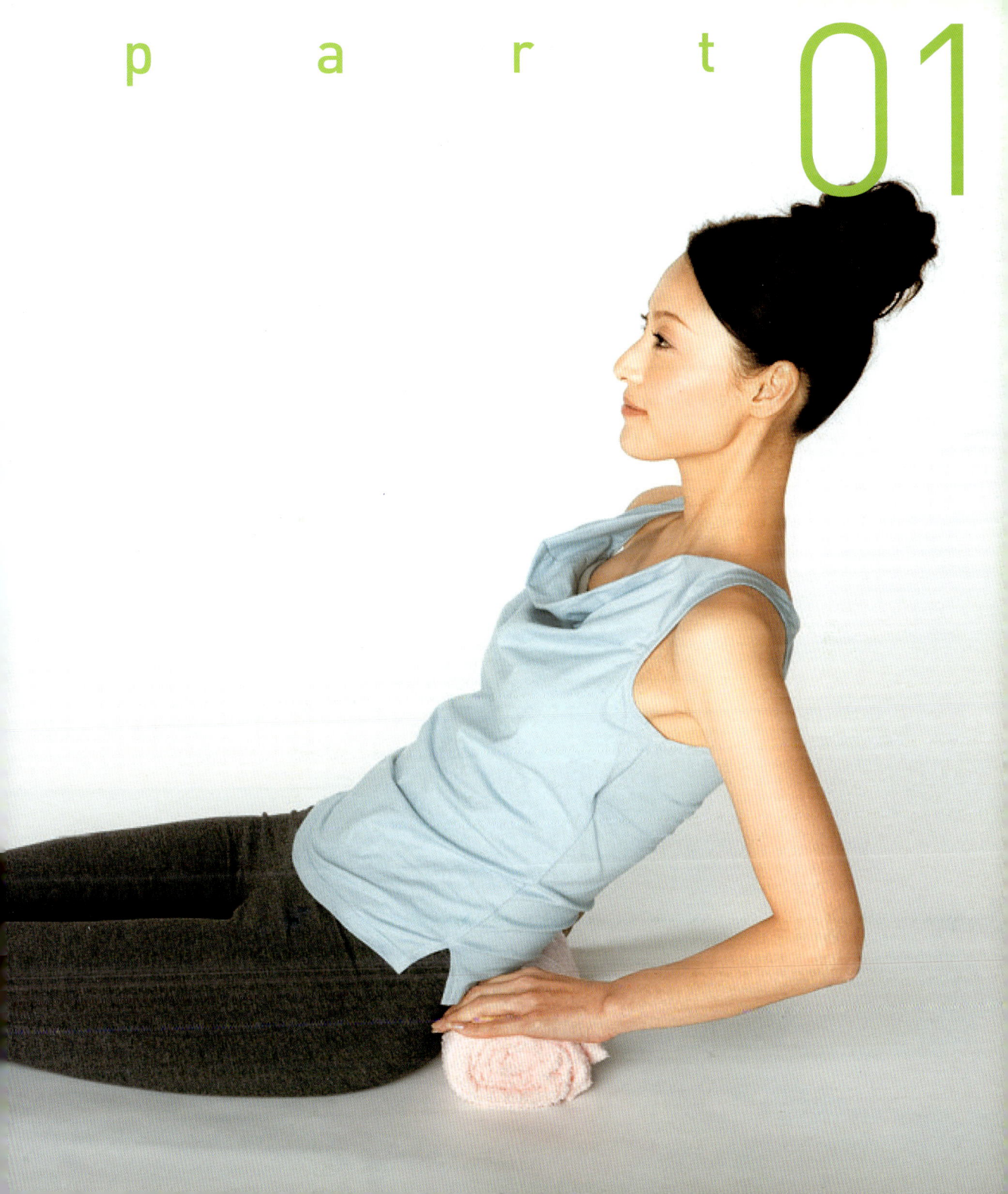

lie down

'누워만 있을 뿐인데' 살이 빠지는 이유

**단 한 번으로 허리 사이즈가 3cm 감소!
1주일 만에 체중에 변화가 나타난다.**

'누워 있는 것'만으로 살이 빠질 리 없어! 그렇게 생각하는 사람이 대부분일 것이다. 다이어트에 이제까지 많은 시간과 노력을 들여온 사람일수록 더더욱 그렇게 생각할 것이다. 그러나 힘들게 하는 다이어트가 더 큰 효과를 발휘할 것이라 생각한다면 오산이다. 예를 들어 조깅과 같은 운동이 건강에는 좋지만, 과도한 하게 하면 젖산 등의 노폐물이 발생되어 체내에 쌓인다. 그것을 처리하기 위해서 내장에 필요 이상의 부담이 가게 되고, 그러면 인체 대사에 악영향을 끼칠 수 있다. 다이어트를 한다고 하지만, 사실은 살 빠지는것과는 다른 길을 가고 있는 것이다.

하지만 '허리베개 다이어트'는 쓸데없는 노력을 하지 않고, 비만의 원인에 직접 작용한다. 백 마디 말보다 먼저 한번 체험해 보기 바란다. 분명 당신의 몸에 놀라운 변화가 일어날 것이다.

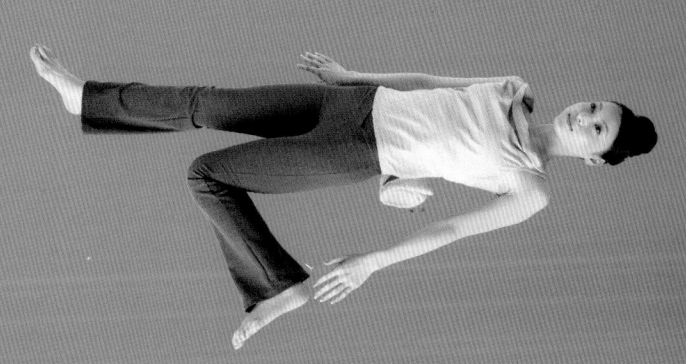

수건 두 장을 사용해 하루 5분 누워 있기!
정말 이게 전부다.

세간의 많은 다이어트법들이 강조하는 것이 매우 간단하고 곧바로 실행에 옮길 수 있다는 것이다. 하지만, 실제로는 특별한 도구를 사용해야 하거나, 운동이나 식이요법을 병행해야 하는 것들이 대부분이다.

그러나 '허리베개 다이어트'는 수건 두 장으로 만든 베개로 5분간 누워 있기만 하면 체중과 몸의 사이즈가 감소하는 놀라운 다이어트법이다. 그 외에 준비할 것은 아무것도 없다. 특정 부위에 효과적인 응용편 역시 기본법과 마찬가지로 베개를 사용하기 때문에 방법만 익히면 누구나 따라할 수 있다.

직장일이나 학업으로 바쁜 사람, 육아에 쫓기는 사람도 무리 없이 할 수 있는 간단한 방법이기 때문에 많은 사람들이 도전해서 좋은 결과를 얻고 있다.

베개 만드는 법

'허리베개 다이어트'의 비밀병기인 전용 베개를 만들어 보자.

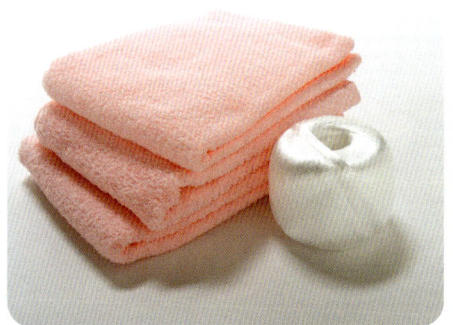

준비

필요한 것은 이것뿐!
어느 가정에나 있는 목욕수건 두세 장과 비닐 끈을 준비하자. 수건의 소재나 끈의 종류는 상관없다. 두툼한 수건이라면 한 장으로도 충분한 경우도 있으니 말아보고 조절하도록 하자.

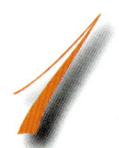

수건을 겹쳐서 만다.

수건을 약 30cm 폭으로 접고(일반적인 크기의 목욕수건이라면 4번 정도 접기), 2~3장을 겹쳐 놓는다. 힘을 꽉 줘서 수건 끝부터 단단하게 말아간다. 사용할 때 몸의 무게로 베개가 찌그러지면 아무 의미가 없기 때문에 가능한 한 단단하고 빈틈없이 말아준다. 사진처럼 손이나 무릎 등으로 누르면서 말면 쉽게 말 수 있다.

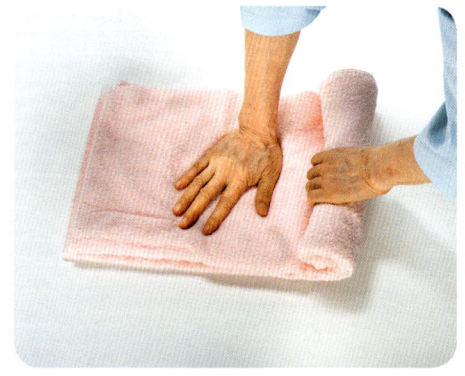

시작 부분을 빈틈없이 단단하게 말아주자.

베개 만드는 법

비뚤어지지 않도록 수건을 끝까지 만다.

수건이 옆으로 삐져나오지 않도록 주의하면서 마지막까지 힘 있게 말아준다. 베개의 높이는 원통의 직경이 10cm 정도 되는 것이 가장 좋다. 그 이상 두꺼워진 경우에는 수건을 한 장 줄이거나 얇은 수건으로 바꾸도록 하자. 또한 실제로 누워보고 통증이 느껴지거나, 평소 허리가 약한 사람은 무리하지 말고 높이가 조금 낮은 베개부터 시작하길 바란다.

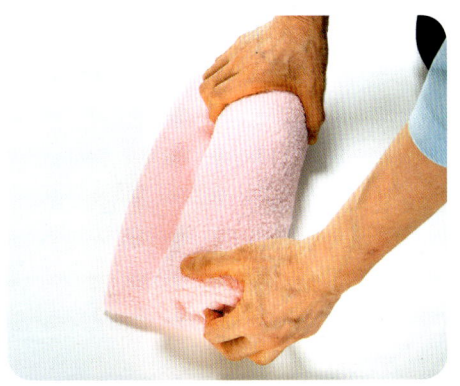

수건이 비뚤어지면 베개의 좌우 높이가 달라지기 때문에 세심하게 주의를 기울여서 말아준다.

3 비닐 끈으로 단단하게 묶어주자.

비닐 끈으로 묶어서 베개의 모양을 고정한다. 따로 정해져 있는 방법은 없으며, 둘둘 말기만 하면 된다. 사진과 같이 윗부분을 한번 말아 준 뒤 비스듬히 교차시키면서 전체를 말고, 중간 부분을 보강해 주는 방법도 좋다. 베개가 헐렁해서는 안 되기 때문에, 힘을 꽉 줘서 끈이 수건에 파고들 정도로 단단히 묶어 준다.

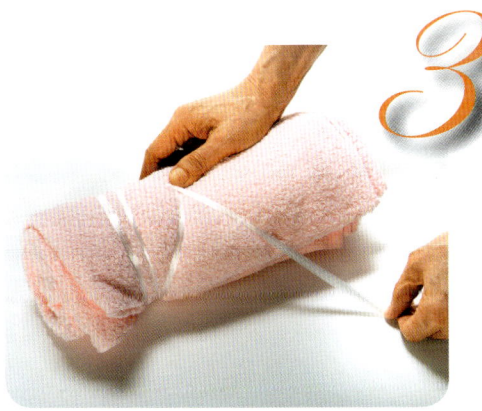

전체를 말아준 다음에 정중앙을 돌돌 마는 것이 포인트.

다이어트의 유일한 도구! 이것 하나만 만들어두면 온 가족이 함께 사용할 수 있다.

베개의 위치

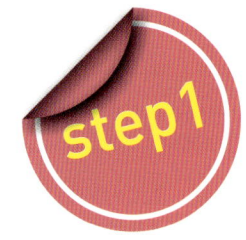

'허리베개 다이어트'는 허리 아래에 놓은 베개가 몸에 자극을 주어 자연스럽게 골반을 교정시켜 주는 원리를 통한 다이어트법이다. 제대로 확인하고 올바른 위치에 베개를 놓도록 하자.

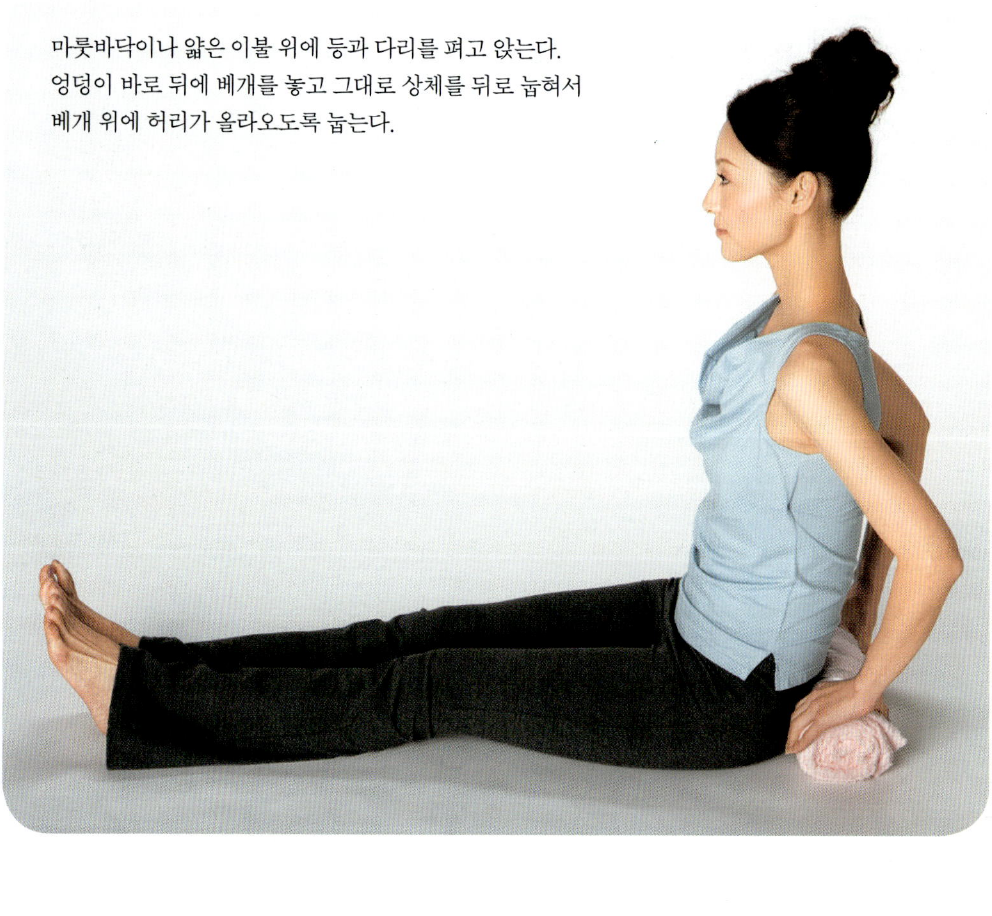

마룻바닥이나 얇은 이불 위에 등과 다리를 펴고 앉는다.
엉덩이 바로 뒤에 베개를 놓고 그대로 상체를 뒤로 눕혀서
베개 위에 허리가 올라오도록 눕는다.

베개의 위치

POINT!!!
누웠을 때 베개 위치가 틀어지지 않도록 주의하자.

베개가 비뚤어지지 않도록 손으로 잡으면서 천천히 상체를 눕힌다. 완전히 누웠을 때 베개가 허리뼈 바로 아래에 오는 상태가 올바른 위치이다.

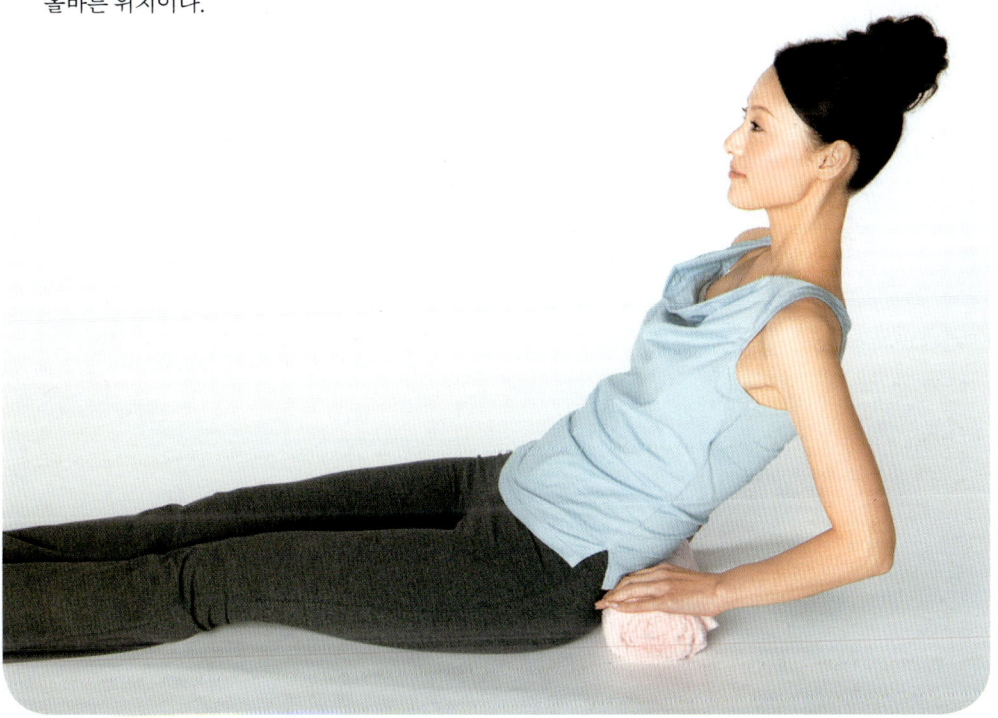

눕는 자세

힘을 빼고 편안하게 베개 위에 누웠다면 자연스럽게 골반에 좋은 자세가 된다. 이 시점에서 이미 허리가 늘어나면서, '기분 좋다'고 느끼는 사람도 많을 것이다.

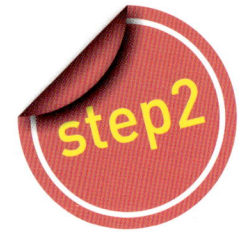

완전히 누웠다면 이번에는 배를 한번 움푹 꺼트려 보자. 이 동작을 취하면 몸 속 내장이 꾹 눌리면서 자극을 받는다. 그 외에는 베개 위의 상체 무게가 골반에 서서히 자극을 주기 때문에 필요 이상의 힘을 줄 필요는 없다. 중력에 몸을 맡기고 자연스럽게 누워 있기만 하면 된다.

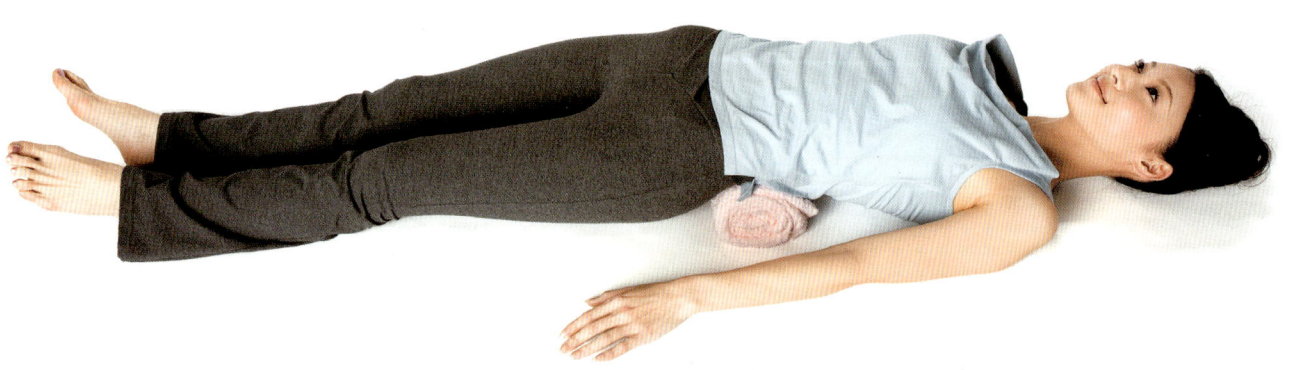

눕는 자세

POINT!!!
베개에 체중을 싣는 것이 중요하므로 힘을 빼고 편안히 눕도록 한다.

허리뼈 바로 아래에 베개의 중심이 오는 것이 올바른 위치이다. 처음에는 거울 등으로 확인을 하는 것이 좋다.
이 자세를 취했을 때, 통증이 느껴지는 사람은 베개 높이를 조금 낮춰서 다시 한 번 시도해 보자.

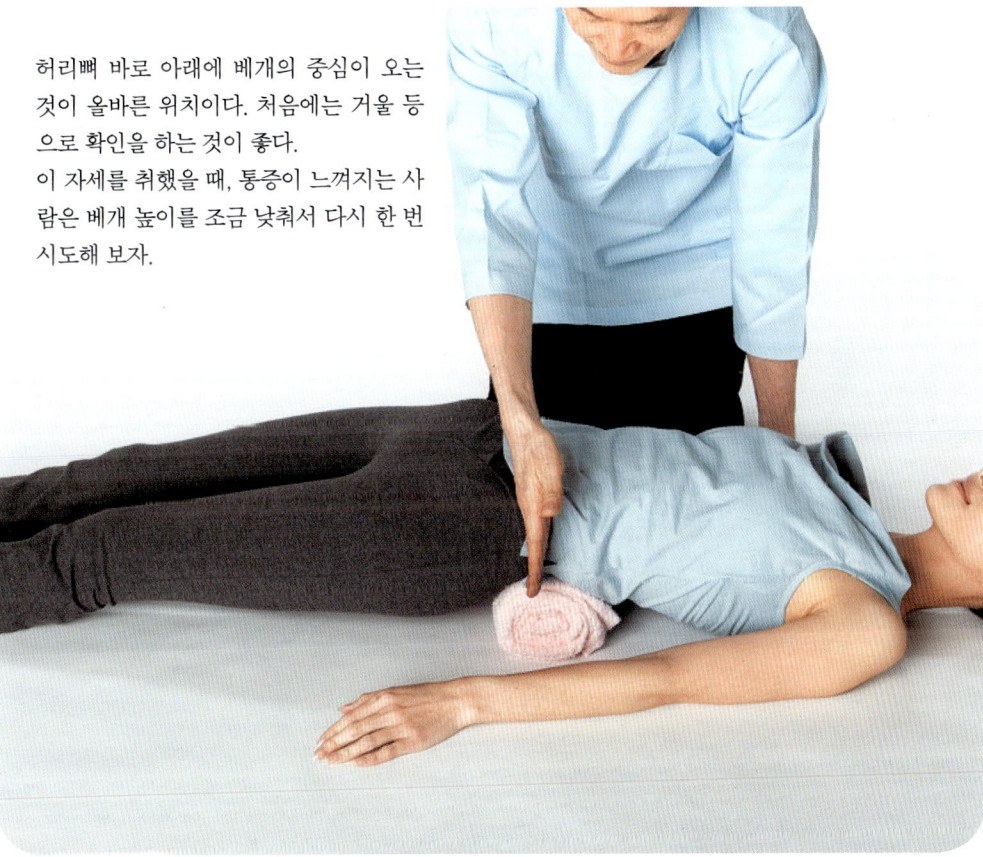

양발 끝을 모은다

골반을 중심으로 하반신의 골격도 벌어져 있다. 어려운 운동을 하지 않고, 양발 끝을 모으는 동작만으로도 하반신의 골격을 줄일 수 있다.

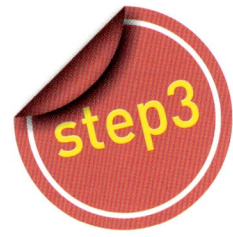

step3

바닥에 누워서 어깨 간격 정도로 다리를 벌리자. 다리에 완전히 힘을 빼면 왼쪽 사진과 같이 바깥쪽으로 벌어질 것이다. 좌우 엄지발가락을 맞대면 자연스럽게 하반신의 골격이 줄어든다. 이 형태를 유지하는 것이 힘든 사람은 중간중간에 다리의 힘을 빼도 상관없다.

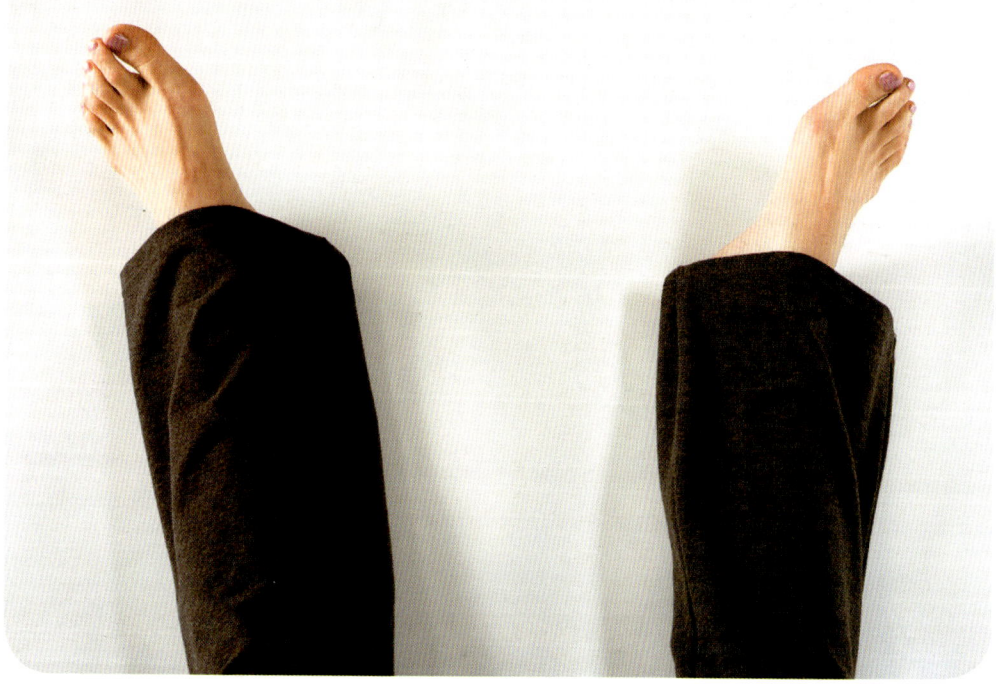

양발 끝을 모은다

POINT!!!
엄지 발끝을 맞대는 것이 힘들다면, 1분 유지하고 10초 쉬는 등 자신에게 맞게 조절하도록 하자.

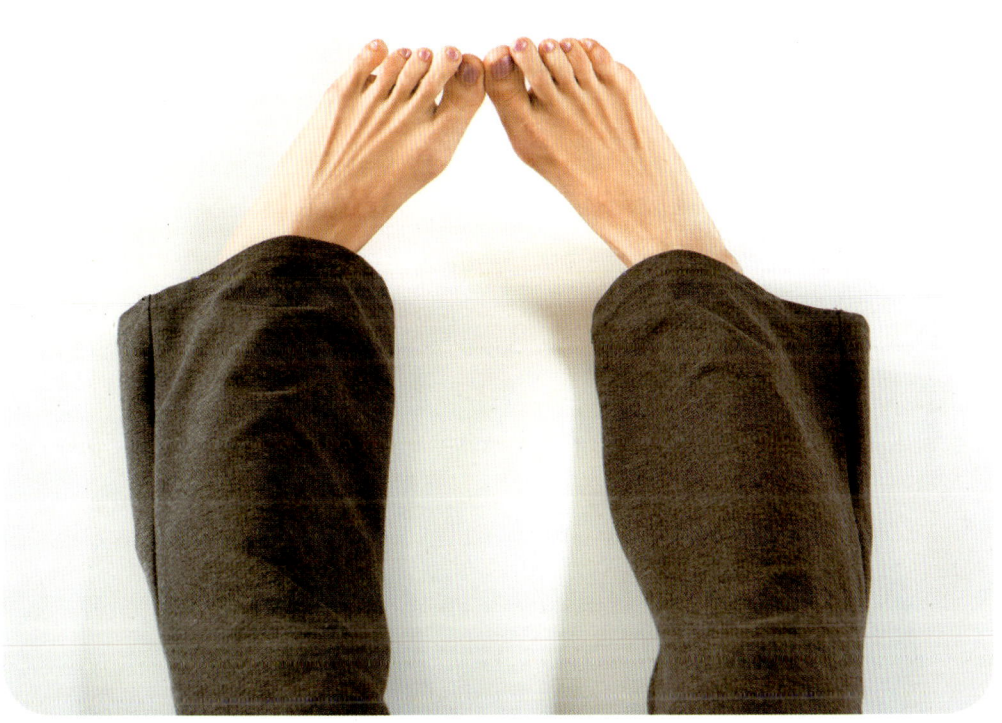

팔은 만세 자세를 한다

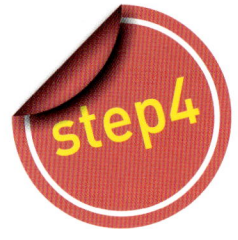

하반신과 마찬가지로 상반신도 벌어지고 비뚤어져 있다.
만세 자세를 하면서 손바닥 방향을 조금만 신경 써도 상반신이 바로잡혀 날씬해질 수 있다.

다리 양끝을 모으고, 손을 머리 위로 올려서 만세 자세를 취한다.
이때 손가락을 쭉 펴서 손바닥이 아래로 향하게 하고,
좌우의 새끼손가락끼리 맞닿도록 해서 손을 바닥에 붙인다.
이렇게 하면 팔꿈치가 몸 안쪽으로 들어오고,
팔의 안쪽이 바닥 쪽을 향하게 될 것이다.

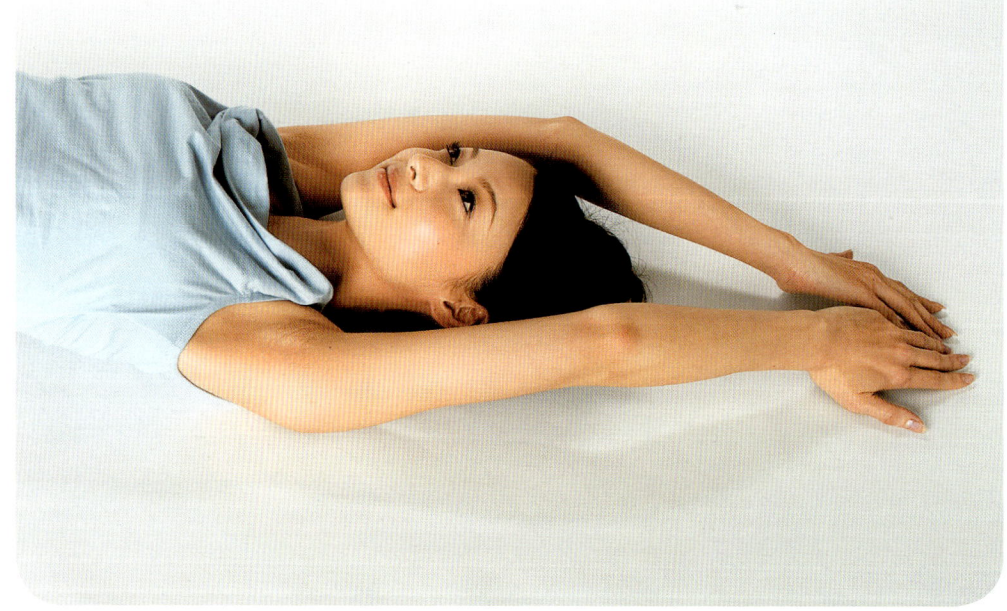

팔은 만세 자세를 한다

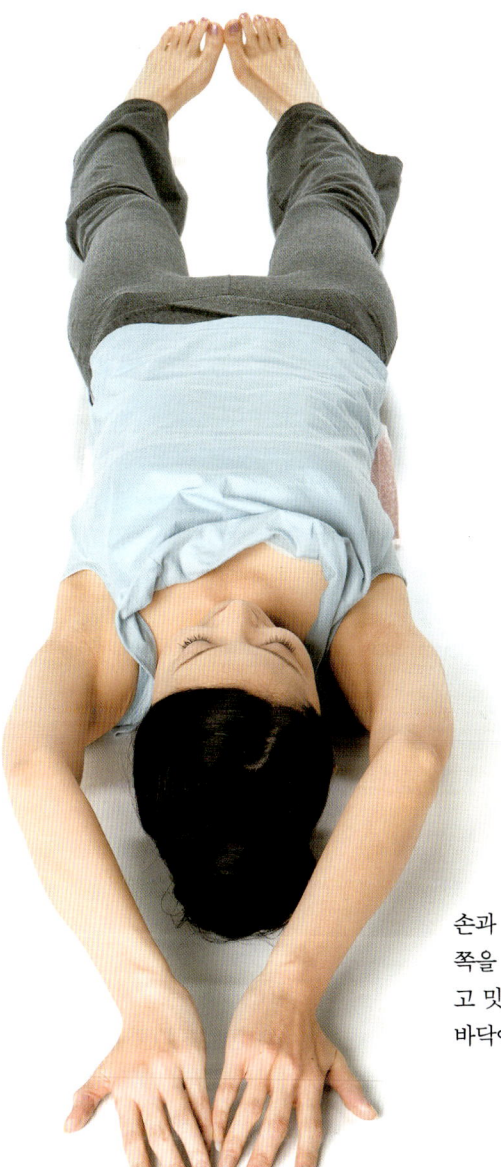

POINT!!!
다리 동작과 마찬가지로 유지하는 것이 힘든 사람은 쉬엄쉬엄 하도록 한다.

손과 발을 사진과 같은 형태로 취하면 전신의 골격이 안쪽을 향하게 된다. 이 동작을 취하면 벌어져서 펑퍼짐하고 밋밋했던 몸이 꽉 조여져 입체적인 체형이 된다. 손이 바닥에 닿지 않는 사람은 닿는 데까지만 해도 괜찮다.

5분간 누워 있는다

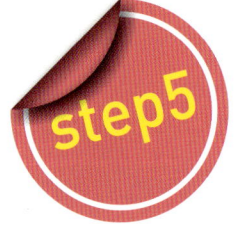

베개를 올바른 위치에 놓고, 손과 다리가 안쪽을 향하도록 동작을 취했다면,
그 자세를 5분간 유지한다!
이 짧은 시간이 당신의 몸을 변하게 해줄 것이다.

다리

좌우 엄지발가락을 붙여서 삼각형 모양을 만든다. 5분간 유지하는 것이 힘들면 중간중간에 다리를 풀어주어 무리하지 않는 것이 중요하다.

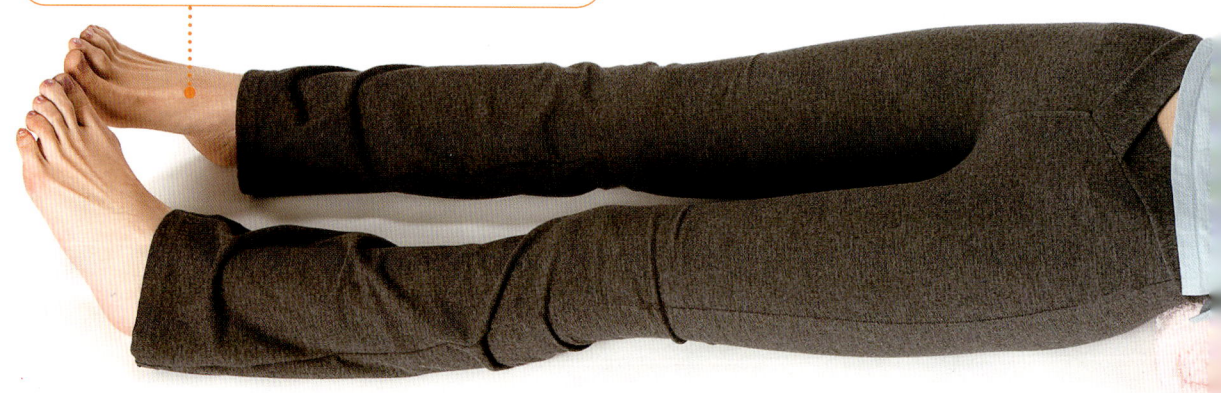

베개 위에 누워서 손과 다리의 형태를 만들었다면, 그대로 5분간 유지한다.
이 5가지 과정이 '허리베개 다이어트'의 기본이다.
베개가 골반을 자극하고, 손발의 형태가 상반신과 하반신의 골격을 안쪽으로 모아준다.
몸이 늘어나서 기분이 상쾌해지기 때문에 매일매일 하고 싶다는 생각이 들 것이다.

5분간 누워 있는다

POINT!!!

누워 있는 동안에 평소 자신의 몸을 지탱해 주고 있는 골반에게 감사하도록 하자. 나는 오랫동안 사람의 골반을 진찰해 왔는데, 골반에게 감사의 마음을 갖고 치료를 하면, 그만큼 골반도 열심히 회복해 주는 것같은 느낌이 든다. 당신이 순조롭게 일상생활을 할 수 있는 것 역시 골반 덕분이기 때문에, 단순히 뼈라고 생각하지 말고 중요한 보물이라고 여기고 돌보길 바란다.

팔
손바닥이 아래를 향하도록 바닥에 붙인다. 바닥에 닿지 않는 사람은 닿는 데까지, 닿긴 하지만 힘든 사람은 중간중간에 쉬어가면서 하면 된다.

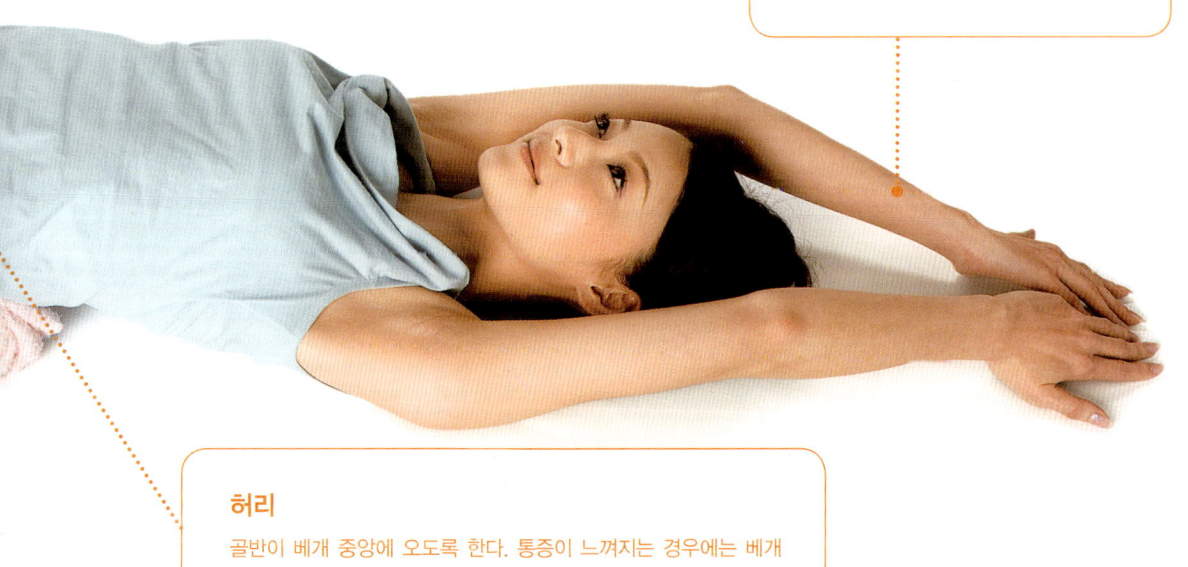

허리
골반이 베개 중앙에 오도록 한다. 통증이 느껴지는 경우에는 베개의 높이를 낮추거나, 시간을 줄여서 해도 좋다.

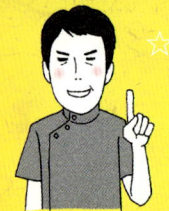

가르쳐주세요! 후쿠츠지 선생님!
신의 손에게 묻는 소박한 질문

Q 어떤 체질의 사람이라도 가능한가요?

A 체질이나 체형은 상관없습니다.
누구나 안전하게 날씬해질 수 있습니다.

다이어트를 하고 있는 사람들에게 보충제나 크림이 몸에 안 맞는다거나, 과도한 운동으로 무릎이나 허리 근육을 다쳤다는 이야기를 자주 듣게 된다. 그러나 이 다이어트법은 그런 걱정은 일절 필요 없기 때문에 많은 사람들에게 추천할 수 있는 것이다.

식사량이나 운동량을 조절할 필요가 없기 때문에 위험부담이 없다. 과식하는 경향이 있는 사람도 이 다이어트를 하다보면 자연스럽게 식사량이 적정한 양으로 조절될 것이다. 또한 본인의 체중을 이용해서 천천히 골격을 교정해 가기 때문에 몸을 다칠 정도의 부하가 걸릴 염려도 없다. 허리통증이 심해 기본 방법을 하는 것도 힘든 사람이라도 베개 높이를 낮추거나 시간을 단축해서 시작하면 된다. 억지로 참지 않아도 좋은 결과를 얻을 수 있다.

Q 골반의 틀어짐도 개선된다는 게 사실인가요?

A 누워 있기만 하면 가정에서도 정체요법 수준의 골반교정이 가능합니다.

골반의 틀어짐, 다이어트나 미용에 관심이 있는 사람이라면 한번쯤은 들어본 단어일 것이다. 상반신과 하반신을 이어주고 지탱해 주는 역할을 하고 있는 골반은 신체의 중요한 부분으로써 최근에 특히 주목받고 있다.

골반은 일상생활의 여러 가지 버릇이나 노화현상 등으로 조금씩 틀어질 수밖에 없다. 골반이 틀어져서 몸의 균형이 깨지면, 상반신이나 하반신이 그 틀어짐을 보완하기 위해서 더욱더 틀어지면서, 신체 여기저기에서 이상증상이 나타나게 된다.

신체의 작은 틀어짐을 찾아내서 교정하기 위해서는 전문적인 지식과 기술이 필요하지만, 일반인에게는 쉽지 않은 기술이다. 그러나 '허리베개 다이어트'는 자신의 체중을 이용해서 자연스럽게 골반을 교정시켜 준다.

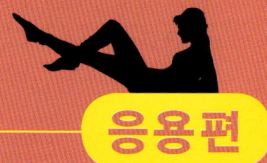

응용편

누워 있기만 하면 되는 다이어트

날씬해지고 싶은 부분만을 빼는 '부분 다이어트'와 탄력 있는 가슴, 아름다운 다리 등 수건 베개를 사용한 다이어트의 응용편을 소개한다. 기본 방법과 함께 실시하면 분명 효과도 배로 늘어날 것이다!

part 02

{ 아름다운
다리 만들기 }

늘씬하고 아름다운 다리는 모든 여성의 소망이다. 하지만 살을 빼기가 쉽지 않은 부위이기도 하다. 틀어진 다리뼈를 바로잡으면 군살이 빠지면서 다리가 날씬해진다.

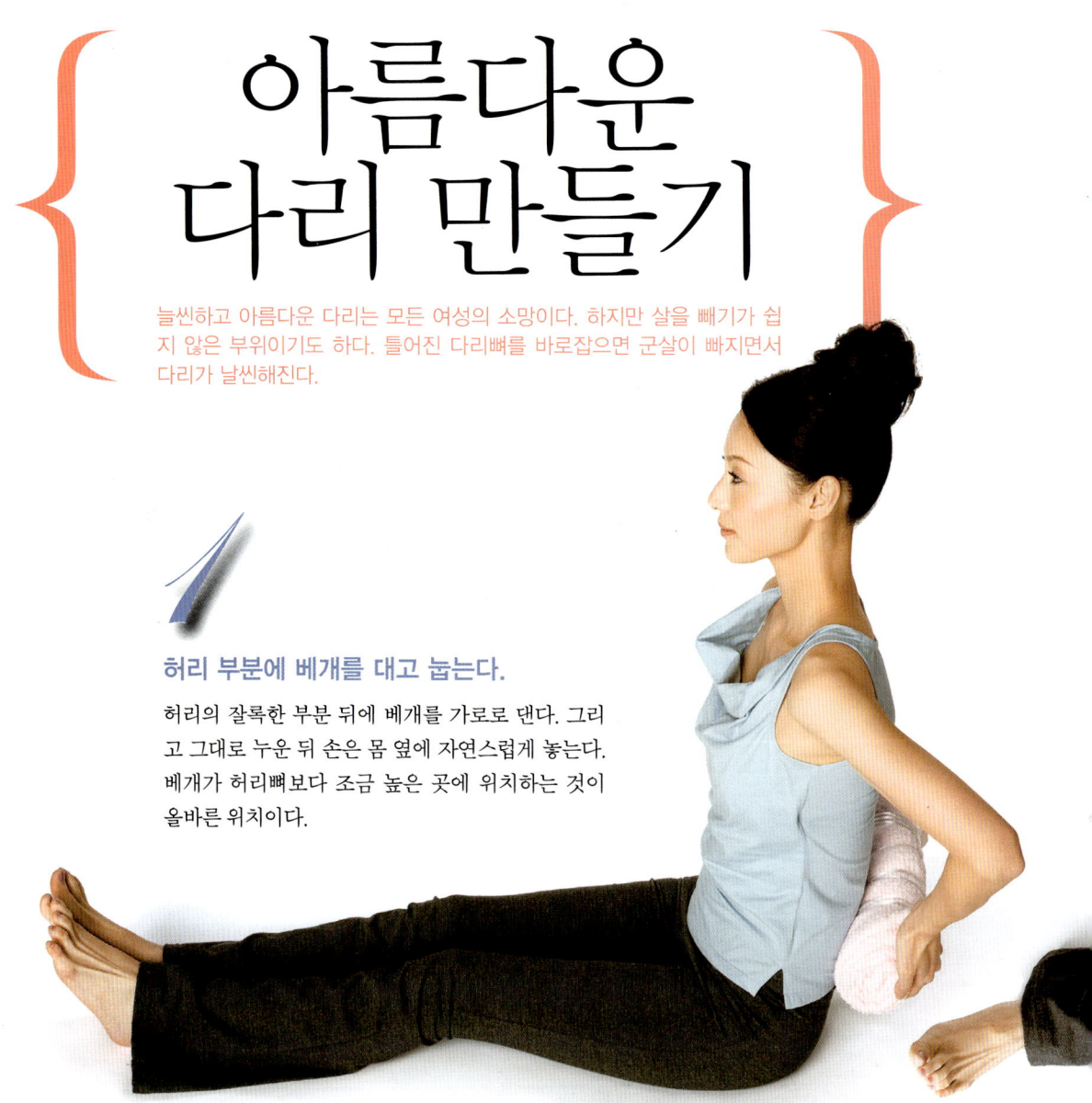

허리 부분에 베개를 대고 눕는다.

허리의 잘록한 부분 뒤에 베개를 가로로 댄다. 그리고 그대로 누운 뒤 손은 몸 옆에 자연스럽게 놓는다. 베개가 허리뼈보다 조금 높은 곳에 위치하는 것이 올바른 위치이다.

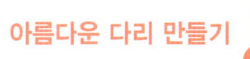

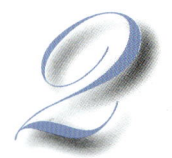

한쪽 다리를 접어서, 무릎 안쪽이 바닥에 닿도록 하고 1분간 유지한다.

몸이 옆으로 틀어지지 않도록 주의하면서, 무릎 안쪽이 바닥에 닿도록 다리를 구부려서 그대로 1분 정도 유지한다. 무릎 안쪽이 바닥에 닿지 않는 사람은 닿는 데까지만 해도 좋다.

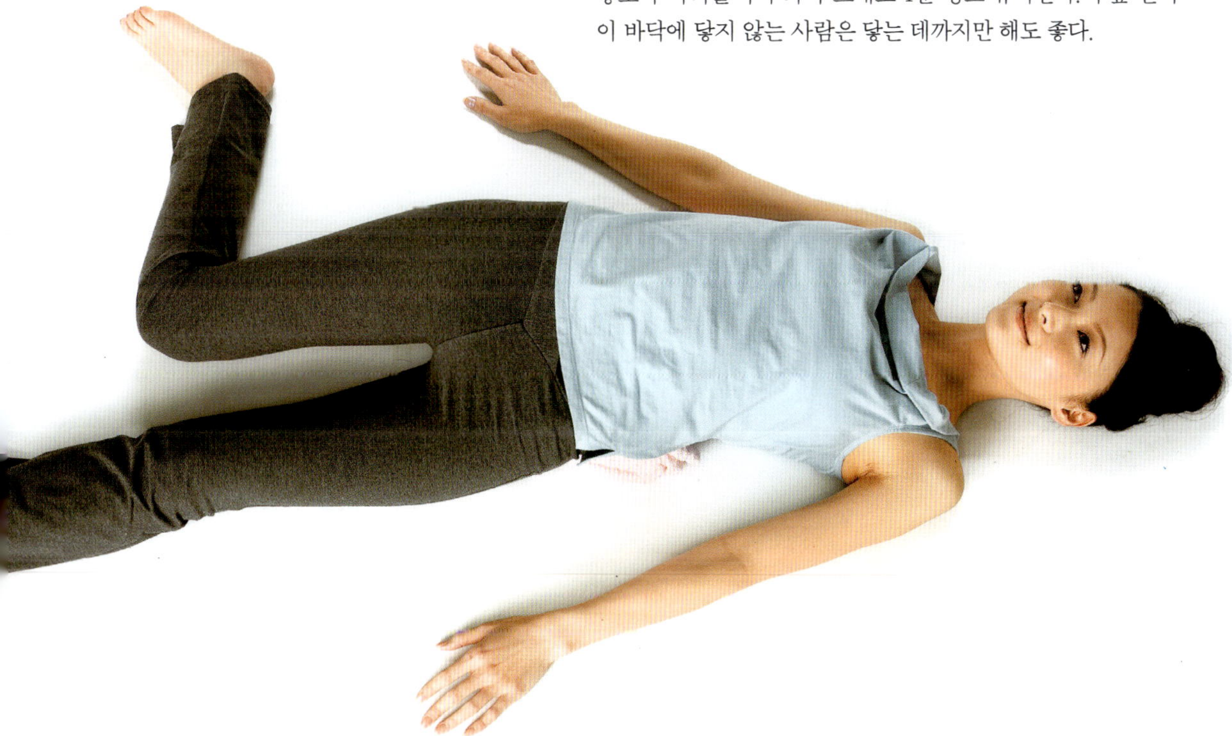

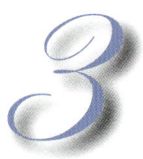 **반대쪽 다리도 마찬가지로 접어준다.**

접고 있던 다리를 펴고, 이번에는 반대쪽 다리를 접고 마찬가지로 1분간 유지한다. 1분씩 하는 것이 힘든 사람은 처음에는 시간을 줄여서 시작하고 서서히 늘려간다.

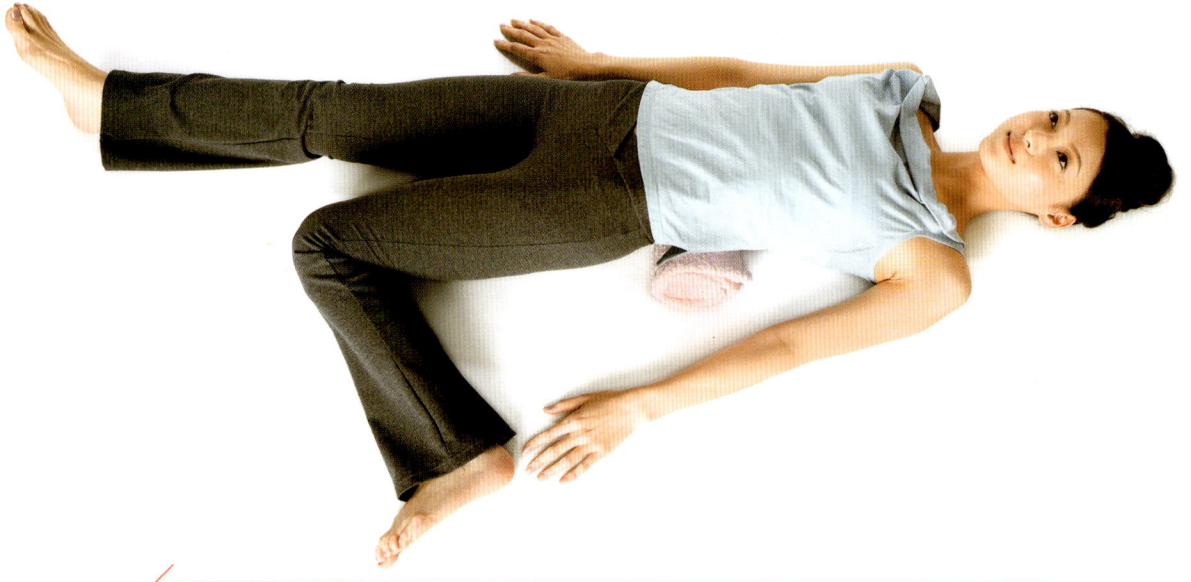

column 벌어진 골반이 튼튼 허벅지의 원흉이다!.

골반의 틀어진 모양은 다양하지만, 몸의 안쪽을 향해서 벌어져 있는 경우가 많다. 골반이 벌어지면 골반과 이어진 다리뼈도 바깥쪽으로 벌어지게 된다. 그러면 다리가 옆으로 퍼지면서 두꺼워 보이게 된다. 또한 틀어짐을 커버하기 위해서 다리 바깥쪽에 근육이 생기면서 점점 튼튼한 허벅지가 되어 간다.

골반의 틀어짐을 바로잡으면 다리의 위치도 바로 잡히고, 필요 없는 근육 또한 제거되기 때문에 아름다운 다리를 만들 수 있다.

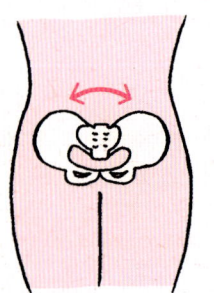

O자 다리

아무리 다리가 날씬해도 O자 다리이면 예뻐 보이지 않는다. 무릎과 무릎이 벌어져 있는 O자 다리인 사람은 골반이 지나치게 조여져 있을 가능성이 크다. 조여져 있는 골반을 조금 느슨하게 해서 다리 모양을 아름답게 개선해 가자.

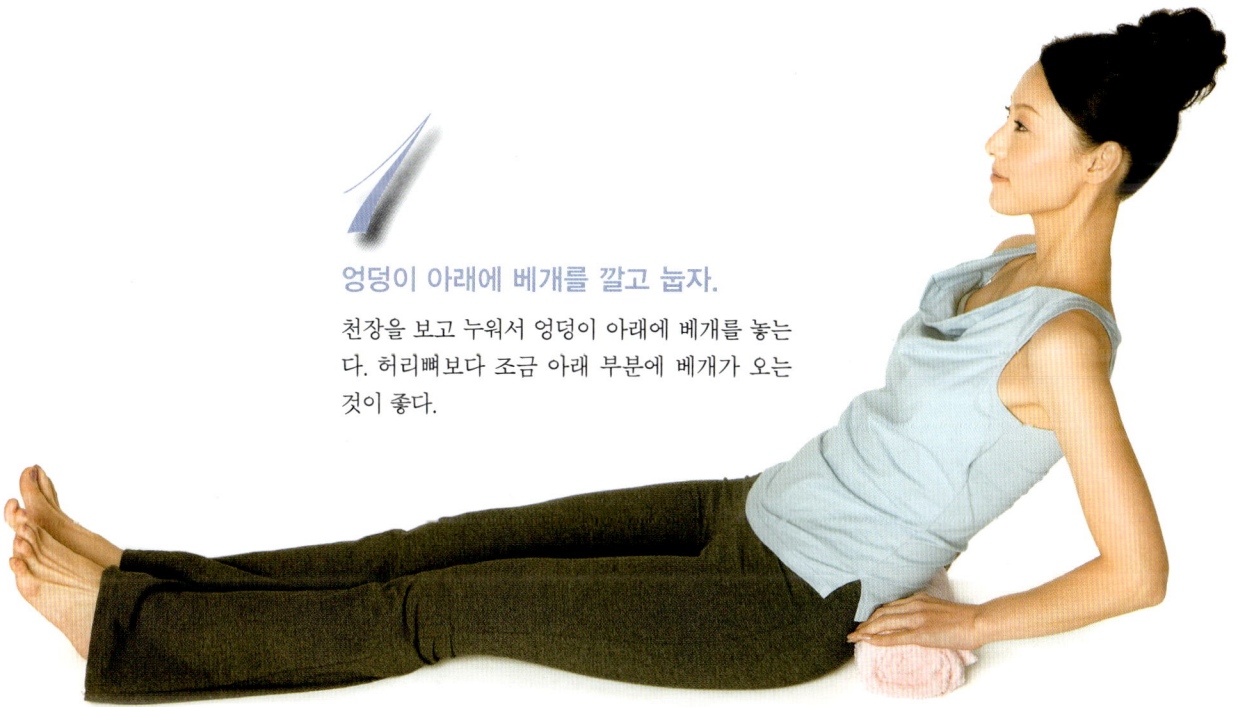

엉덩이 아래에 베개를 깔고 눕자.

천장을 보고 누워서 엉덩이 아래에 베개를 놓는다. 허리뼈보다 조금 아래 부분에 베개가 오는 것이 좋다.

 **다리를 모아서 접은 뒤, 양손으로 무릎을 감싼다.**

엉덩이를 베개 위에 놓은 채 다리를 모아서 접은 뒤, 양손으로 무릎을 감싸는 형태를 취한다. 어깨는 낮추고, 몸에 힘이 들어가지 않도록 긴장을 풀어준다.

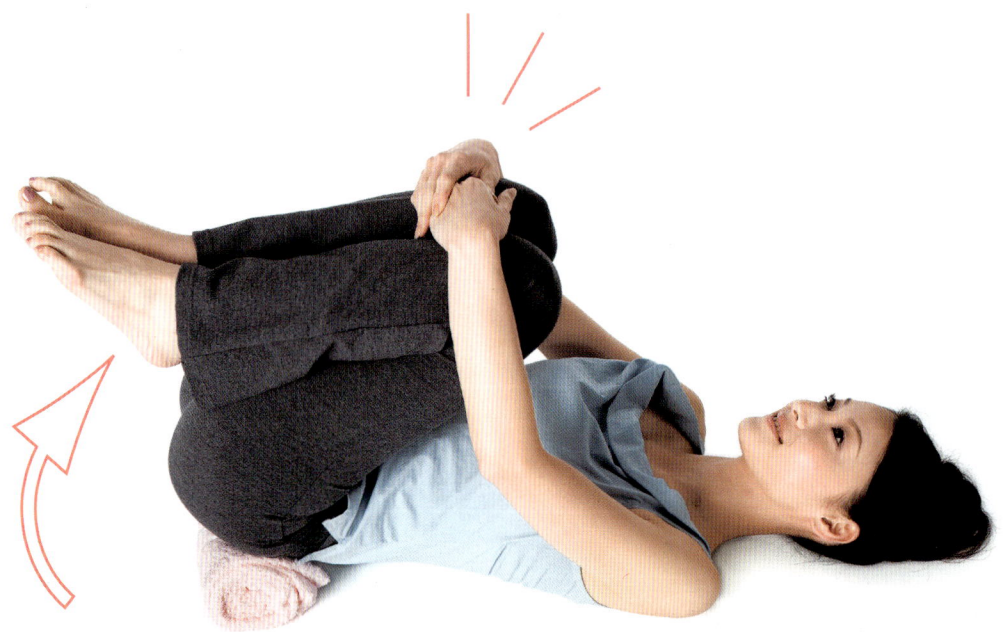

O자 다리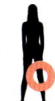

3 그대로 3~5분간 유지한다.

무릎을 감싼 채로 3~5분간 유지한다. 골반을 벌리는 운동이기 때문에 하루에 한 번만 하는 것이 좋다.

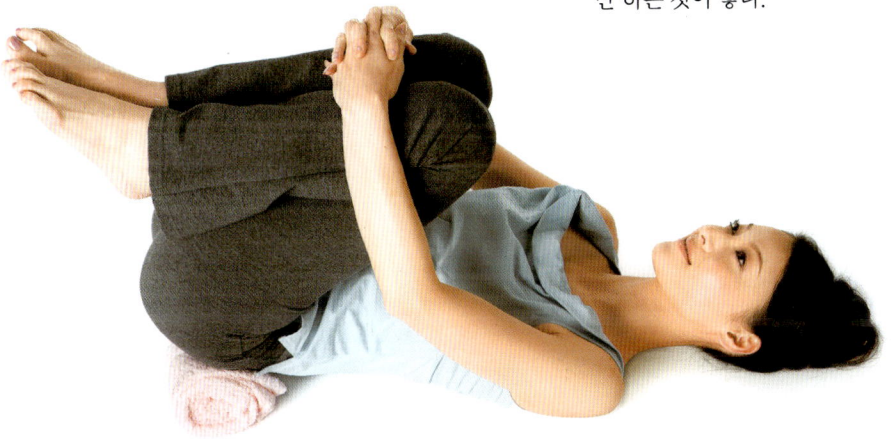

column 너무 조여 있어도 NG! 골반을 움직이는 것이 중요하다.

O자 다리는 골반이 너무 닫혀 있는 것이 원인으로 발생한다. 골반이 닫혀 있으면 좋은 거 아닐까? 라고 생각하는 사람도 있을지 모른다. 그러나 골반이 닫힌 상태에서 굳어져 버리는 것 역시 몸에 좋지 않다. 대사를 나쁘게 하고, 냉증이나 요통을 유발시키기 때문이다. 날씬하고 건강한 몸을 만들기 위해서는 골반이 적당히 움직일 수 있도록 해주는 것이 중요하다.

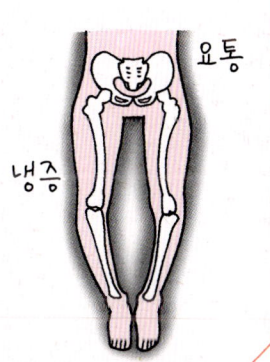

탄력 있는 가슴 만들기

골반이 바깥쪽으로 벌어지면, 골격 전체가 벌어진다. 그러면 가슴도 옆으로 퍼져서 평평해진다. 가슴을 끌어올리면 입체적이고 아름다운 가슴 라인을 만들 수 있다.

가로로 놓인 베개에 견갑골이 닿도록 눕는다.

다리를 똑바로 펴고, 등을 펴서 앉은 뒤에 등의 견갑골 쪽에 베개를 댄다. 누웠을 때 베개가 유두 바로 아래에 오는 것이 올바른 위치이다.

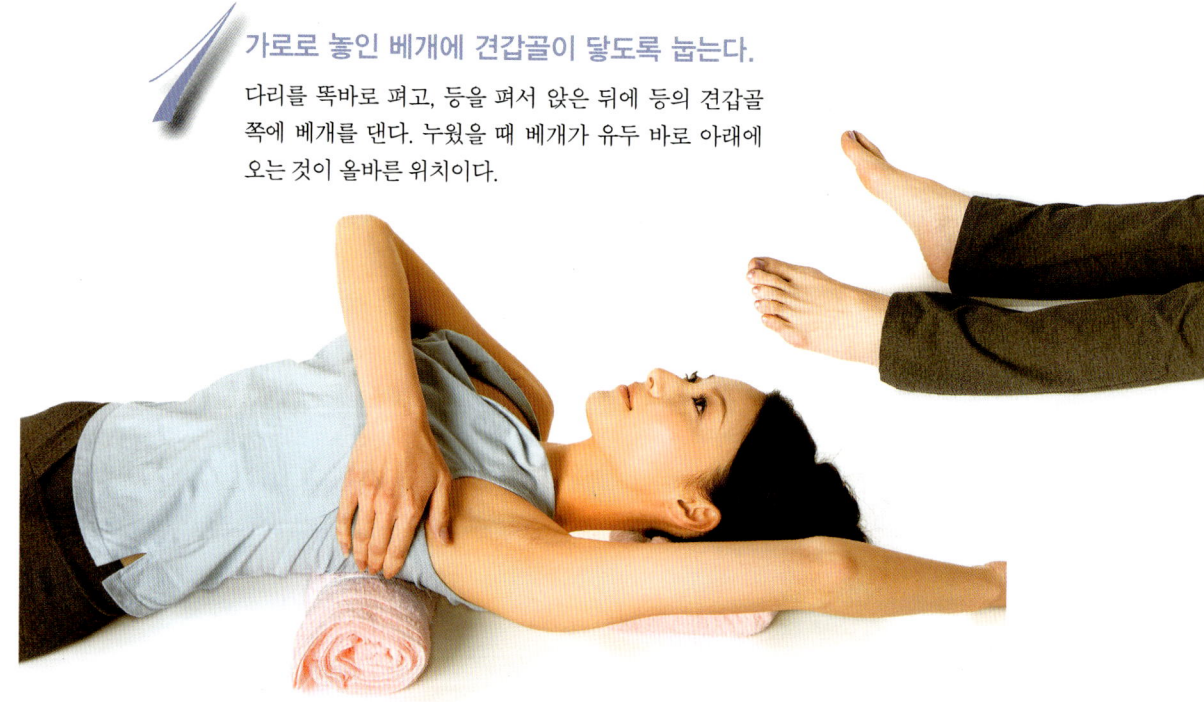

탄력 있는 가슴 만들기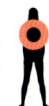

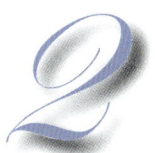

가슴을 끌어올린 후, 손은 만세 자세를 취한다.

베개 위에 누운 다음에 브래지어를 착용할 때처럼 손으로 가슴을 끌어올린다. 그리고 양손을 '기본방법'(p28)처럼 위로 들어올려 만세 자세를 한다. 다리는 자연스럽게 뻗어준다.

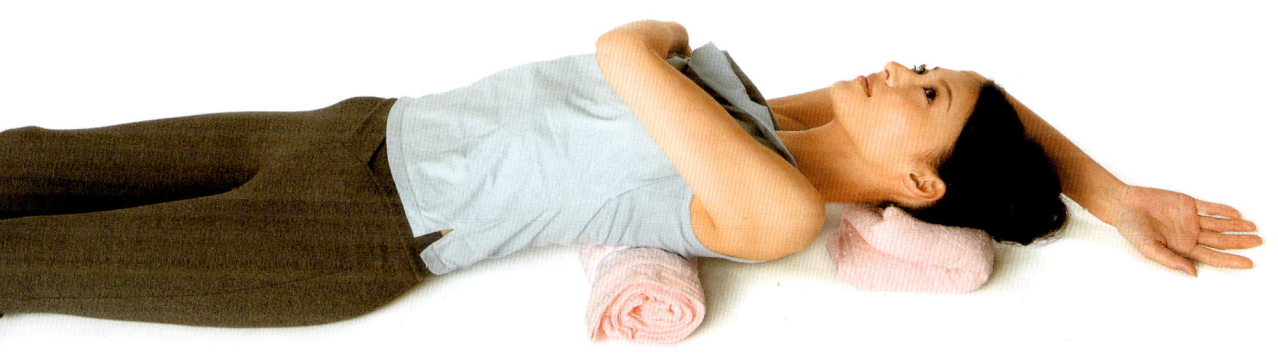

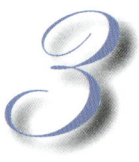
자세를 3~5분간 유지한다.

손을 위로 올린 채 3~5분간 자세를 유지한다. 익숙해질 때까지는 유지하기 힘든 자세이므로, 처음에는 30초에서 1분 정도부터 시작해서 차츰 몸을 적응시켜 가도록 한다.

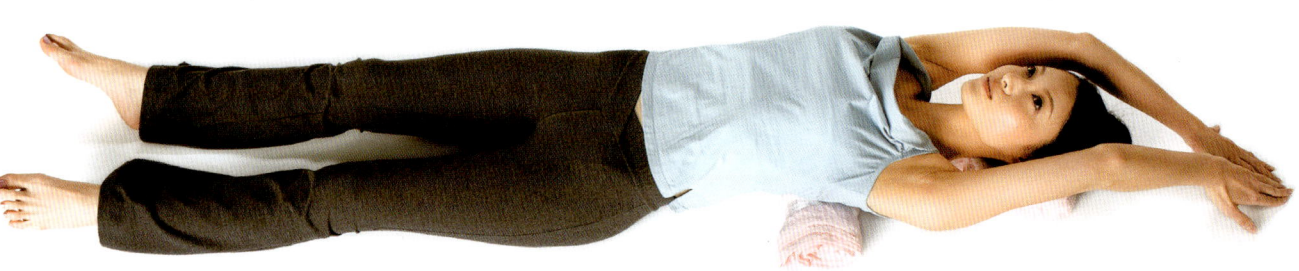

column 가슴을 끌어올리면 몸이 건강해진다.

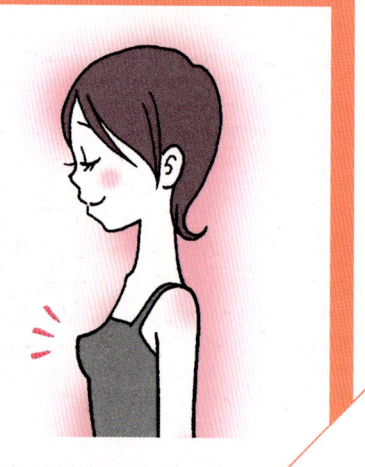

일상생활을 하다보면 노화와 함께 가슴도 지치고 처지게 된다. '건강한 것은 꼿꼿하게 서 있고, 지친 것은 처져 있다.' 이것은 인간의 몸 전체에 해당되는 법칙이다. 하지만 반대로 말하면 '처진 것을 끌어올리면 다시 건강해진다'라는 뜻이기도 하다. 자극은 조금 강한 편이지만 수건 베개로 가슴을 원래 위치로 끌어올리면, 팽팽하고 탄력 있는 가슴을 되찾을 수 있을 것이다.

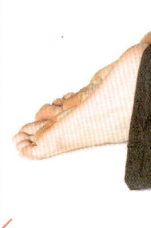

탄력 있는 엉덩이 만들기

펑퍼짐하게 퍼지고 커다란 엉덩이. 베개의 자극에 약간의 운동만 더해주면 간단하고 효과적으로 엉덩이를 끌어올릴 수 있다.

1 엎드린 자세로 치골 아래에 베개를 놓는다.

베개를 가로로 해서 치골 아래에(엉덩이의 가장 높은 부분의 아래쪽) 놓은 뒤 엎드린다. 팔은 사진과 같은 모양을 취해서 얼굴을 지탱해 준다.

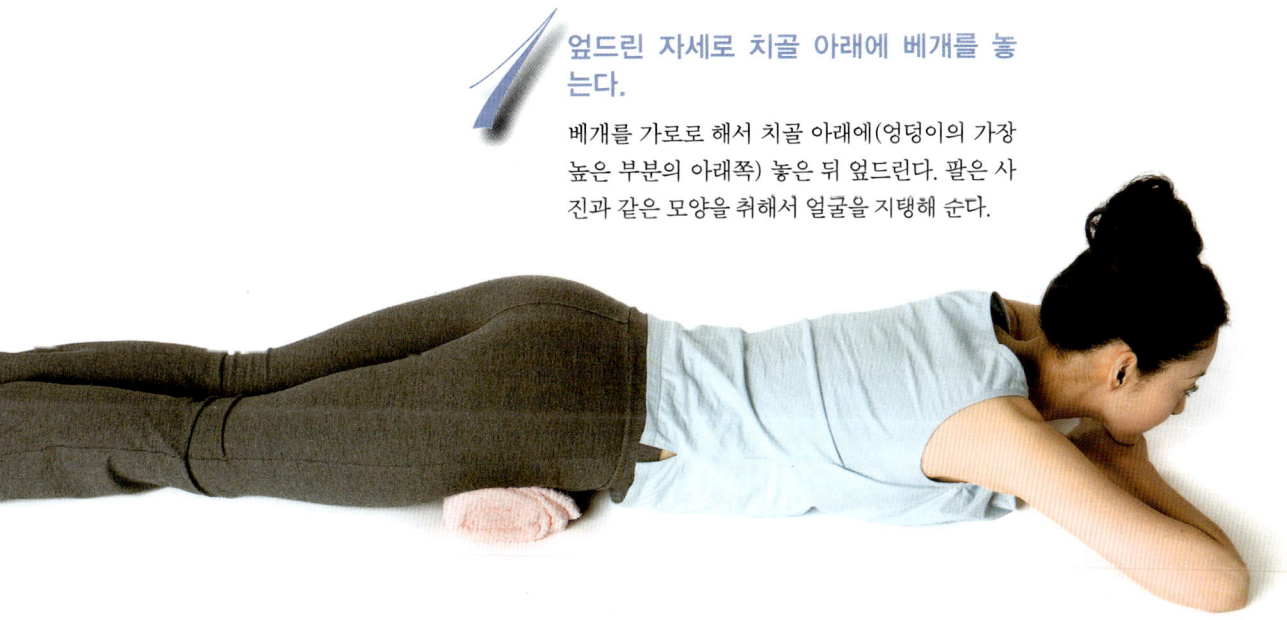

2

종아리와 허벅지를 붙인 뒤 다리를 접어서 3~5분간 유지한다.

종아리가 허벅지 안쪽에 붙도록 다리를 구부리고, 3~5분간 유지하자. 이때 가능한 한 무릎이 바닥에 닿지 않도록 하면 보다 효과적이다.

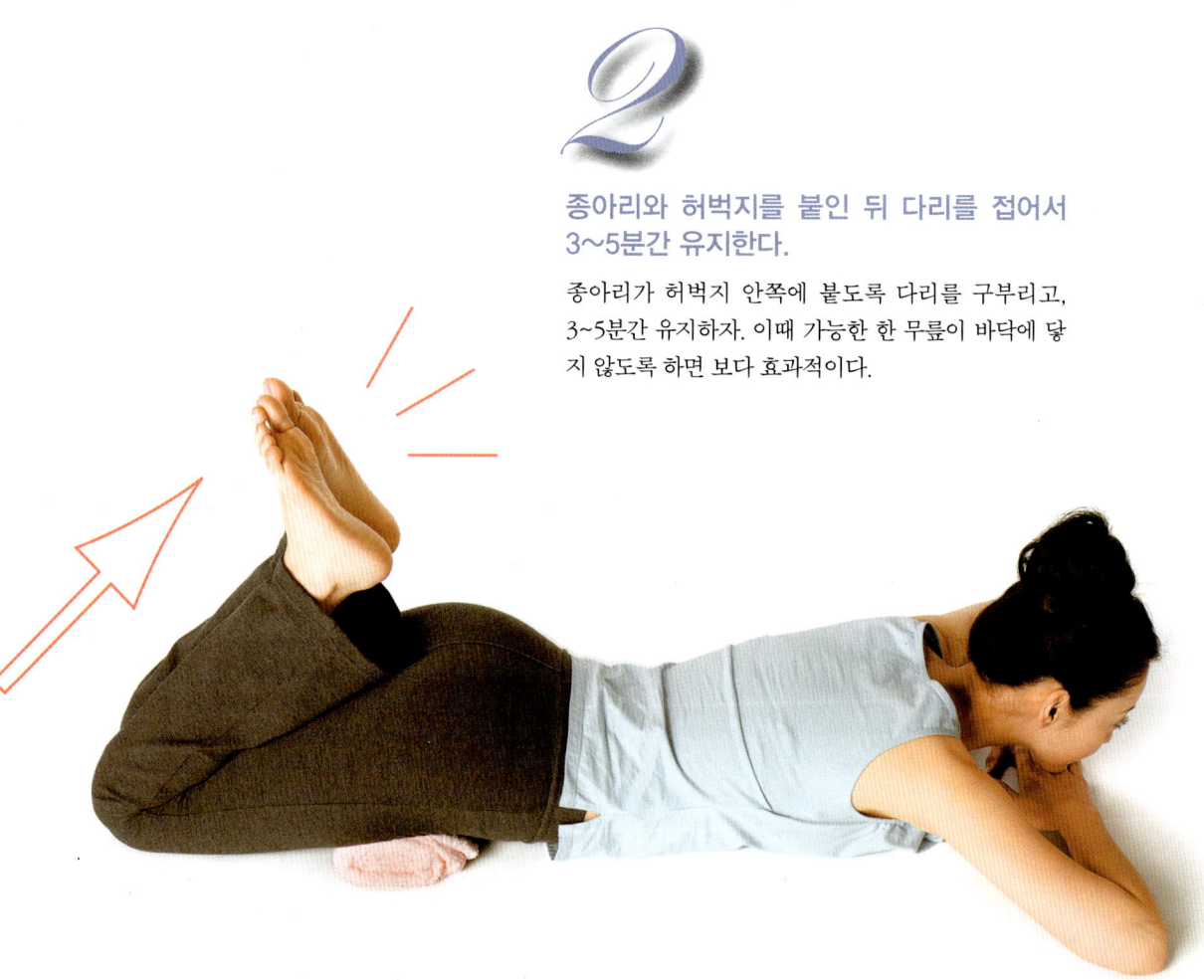

탄력 있는 엉덩이 만들기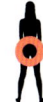

3 다리를 편 상태에서 유지해 주면 효과는 더욱더 UP!

가능하다면 다리를 쭉 편 채 위로 올려보자. 올릴 수 있는 데까지만 해도 좋으니, 그 위치에서 정지한 채 10을 센다. 이 운동을 하는 경우, 양 다리를 교대로 번갈아서 하는 것이 중요하다.

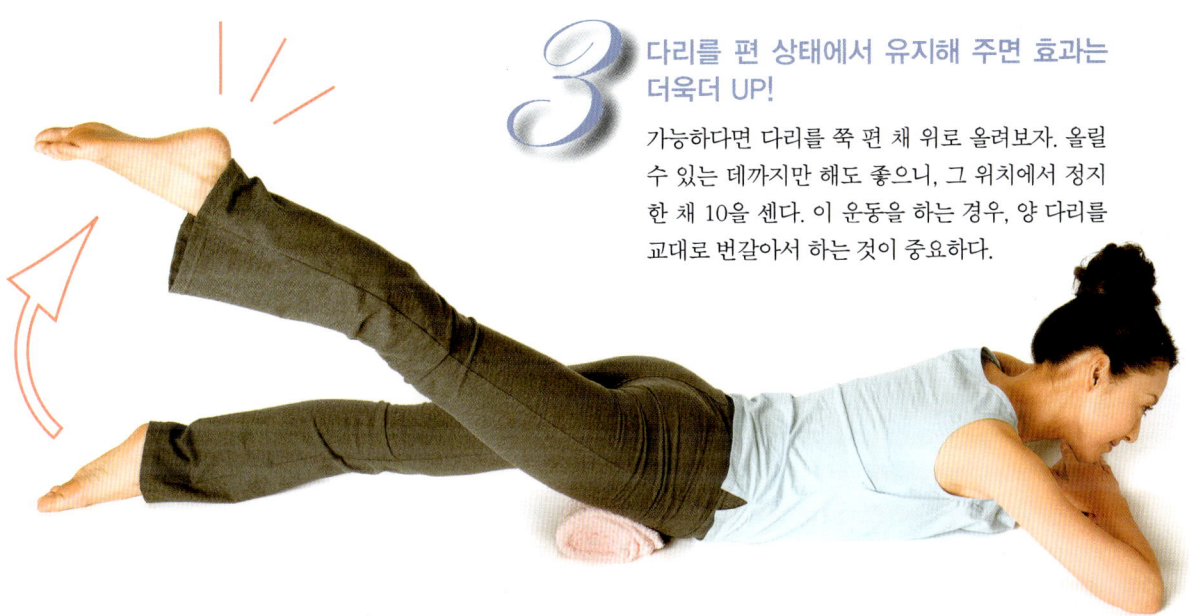

column 여성에게 특히 중요한 치골, 소중히 관리하자.

치골은 골반 앞부분에 있으며, 골반의 움직임을 조절하는 역할을 담당하고 있다. 우리가 걷거나 뛸 수 있는 것도 이 치골이 있기 때문이다. 특히 여성은 출산으로 인해 이 치골이 뒤틀리거나 벌어지거나 하기 때문에 특별한 관리가 필요하다. 뒤틀림을 자각하기 어려운 부분이지만, 골반의 뒤틀림을 바로잡으면 치골도 자연스럽게 교정된다.

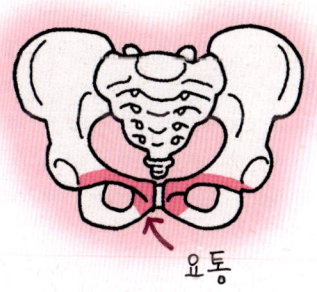

요통

뭉친 어깨와 요통

세대를 막론하고 많은 사람들이 뭉친 어깨와 허리 통증으로 고통 받고 있다. 스스로 마사지를 하긴 어렵지만 베개를 사용하면 간단하게 뭉친 어깨를 풀 수 있다.

등의 정중앙에 베개를 세워서 댄다.

다리를 앞으로 쭉 뻗고, 등을 곧게 편 상태에서 세로로 베개를 댄다. 견갑골(등의 상부에 있는 좌우 한 쌍의 뼈) 사이에 베개가 오도록 한다.

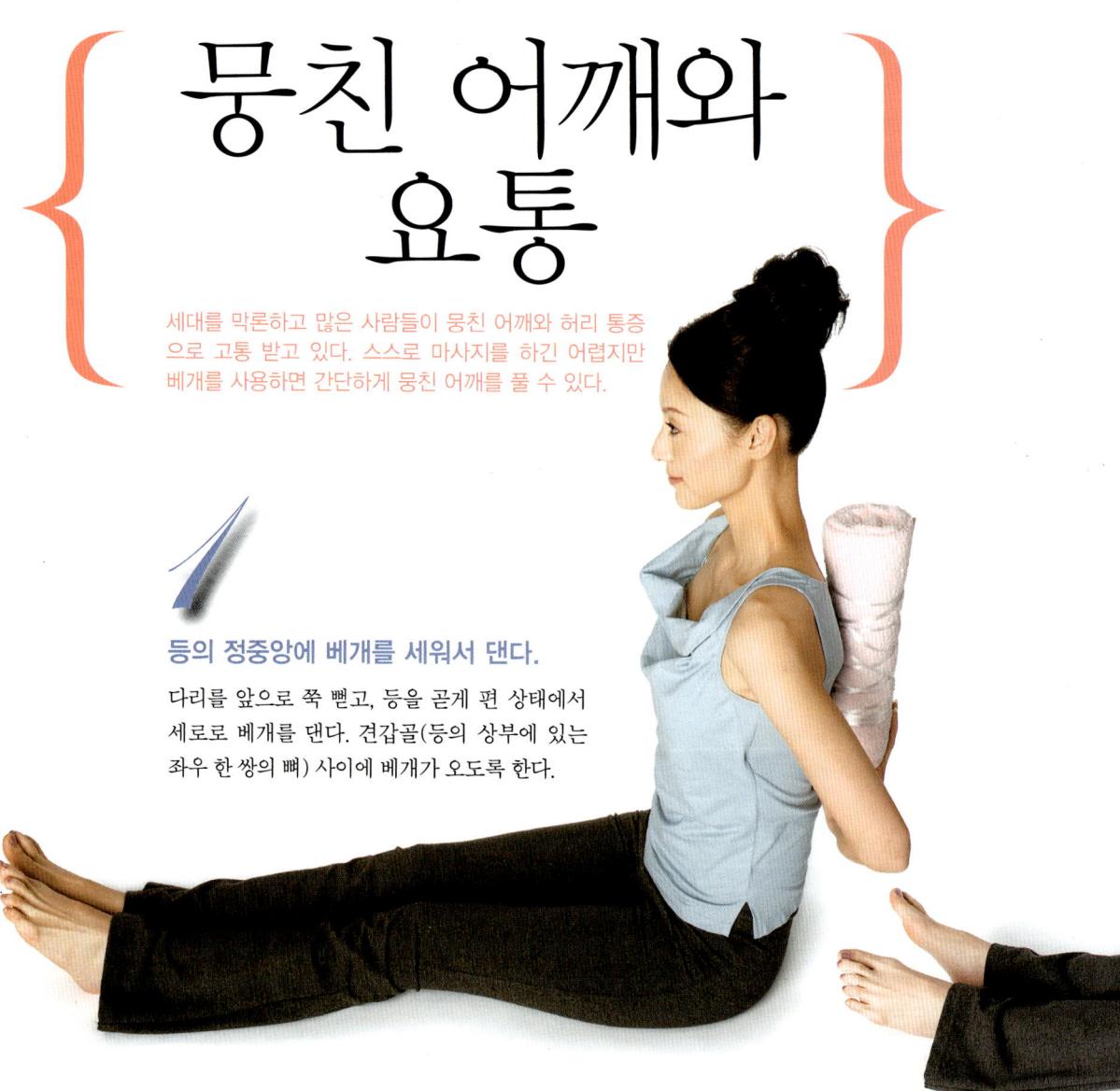

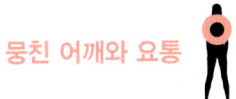

뭉친 어깨와 요통

누워서 만세를 한다.

그대로 상체를 젖혀서, 양손을 '기본 방법'(p28)처럼 위로 들어올린다. 다리는 자연스럽게 뻗어준다. 이 자세는 날씬한 팔뚝을 만드는 데도 효과적이다.

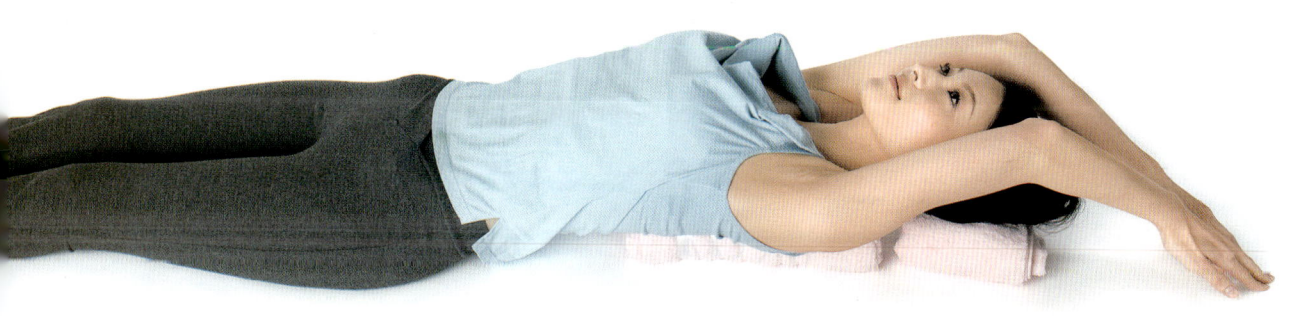

> **column** 허리와 가슴은 같다!? 신비롭게 이어져 있는 인간의 몸

정체(整體)에서는 허리와 가슴은 밀접한 관련이 있다고 본다. 얼핏 보면 각 기관은 전혀 관련이 없는 것처럼 보이지만, 서로 연동되어 있기 때문에 허리, 즉 골반이 잘 정돈되면, 가슴의 상태도 좋아지고, 폐의 기능도 좋아진다. 때문에 반대로 가슴 근육을 풀어주면, 허리의 통증도 풀리는 것이다. 또한 어깨는 쇄골에서 시작해서 팔, 견갑골로 이어져 있기 때문에, 가슴을 풀어주면 어깨 근육도 풀어진다. 인체는 각 부분이 독립되어 있는 것이 아니라, 서로 이어져서 영향을 주고받고 있기 때문이다.

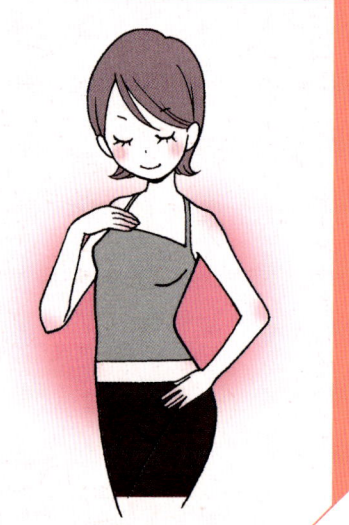

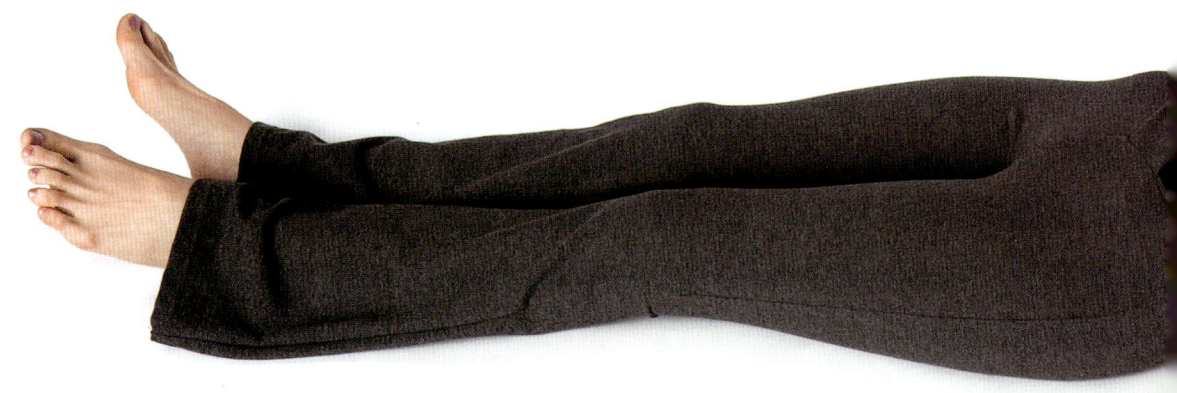

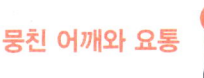 뭉친 어깨와 요통

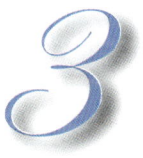 **그대로 3~5분간 유지한다.**

가슴의 근육이 펴지는 것을 의식하면서 3~5분간 자세를 유지한다. 때때로 쇄골 주변을 마사지해 주면 더욱 효과적이다.

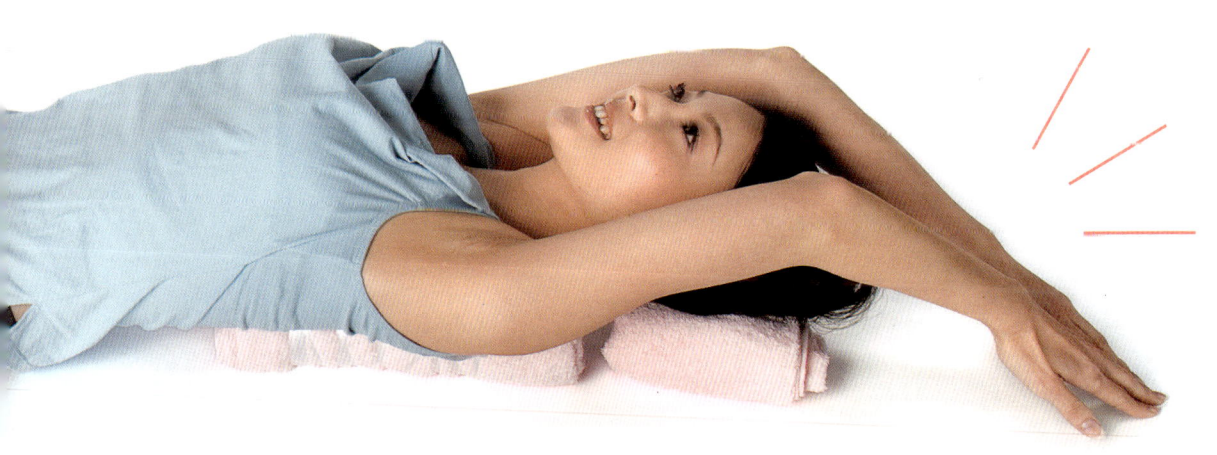

그 밖에도
이런 증상에 효과적!

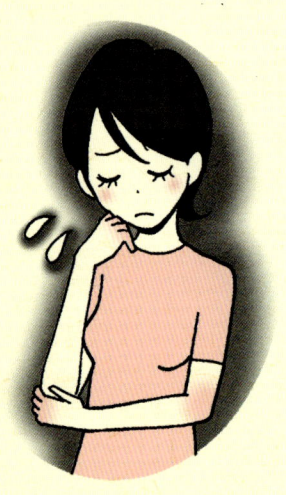

가벼운 우울증
틀어진 선골을 잡아주면 정신도 맑아진다!

골반의 중심에는 선골이라는 우리 몸에 매우 중요한 뼈가 있다. 이 선골이 척추와 두개골을 지탱해 주고 있기 때문에 선골이 뒤틀리면 머리뼈까지 뒤틀려서 뇌에 영향을 주게 된다. 가벼운 우울증이라고 하면 머리나 마음의 문제라고 생각하기 쉽지만, 실은 선골의 뒤틀림이 원인일 가능성도 크다. 골반을 바로잡으면 척추의 뒤틀림도 바로잡을 수 있기 때문에 정신도 맑고 가벼워진다.

부정수소
원인불명의 괴로움도 선골 관리로 해결한다!

머리가 아프고 몸이 나른해지는 등 원인 불명의 증상들이 나타나는 부정수소(不定愁訴, 몸에 이렇다 할 탈이 없는데도 막연히 몸의 어느 한 부분의 고통이나 장애를 호소하는 일). 본인은 괴롭지만 주위 사람들은 이해하지 못하고, 괴로운 증상은 계속된다. 그런 부정수소는 자율신경과 관련이 있다. 가벼운 우울증 항목에서도 언급됐던 선골은 많은 신경과도 연결되어 있기 때문에 자율신경에게 매우 중요한 요소라고 할 수 있다. 틀어진 선골을 바로잡으면 자율신경의 활동도 정상으로 돌아올 가능성이 높다.

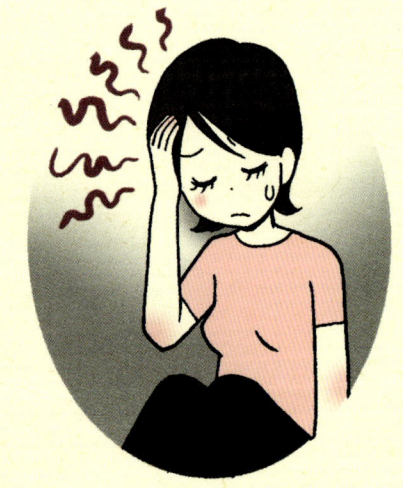

그 밖에도 이런 증상에 효과적!

짜증

간 기능이 개선되면 짜증도 치유된다.

동양의학에서는 짜증을 내거나, 화를 내기 쉬운 것은 간장의 기능이 나쁘기 때문이라고 보고 있다. 간장이 제대로 기능하게 되면 마음이 차분해지고, 짜증도 줄어들게 된다. 틀어진 골반을 바로잡으면 틀어졌던 내장이 바로잡히고, 압박됐던 신경도 정상으로 돌아오기 때문이다. 골반을 바로잡으면 간장이 건강해지면서 짜증도 개선된다.

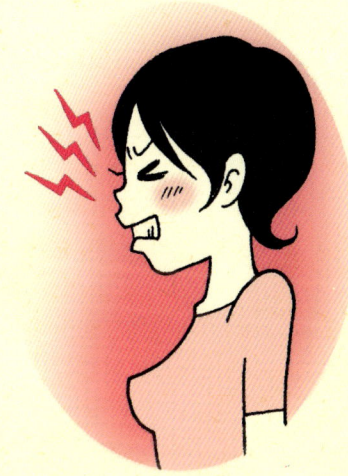

column
짜증과 화끈거림이 늘어난다!? 30대는 몸도 마음도 터닝되는 포인트이다.

'왠지 모르게 짜증이 자주 난다', '어디가 나쁜 것도 아닌데 몸이 부서워. 하지만 병원에 갈 정도는 아니고…….' 30세를 넘기면서 그런 증상을 느끼기 시작하는 사람이 많을 것이다. 젊을 때는 건강하고 회복력도 좋았던 골격이나 내장도 나이가 들면서 뒤틀림이 발생하기 시작하는데, 짜증이나 무기력함은 그런 우리 몸이 보내는 경고의 메시지이다. '기분 탓'이라고 생각하지 말고 제대로 교정을 해주면 몸도 마음도 상쾌하고 건강해질 것이다.

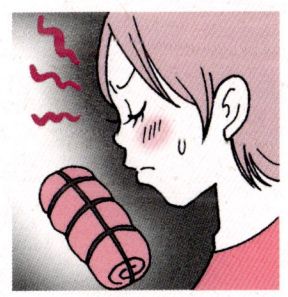

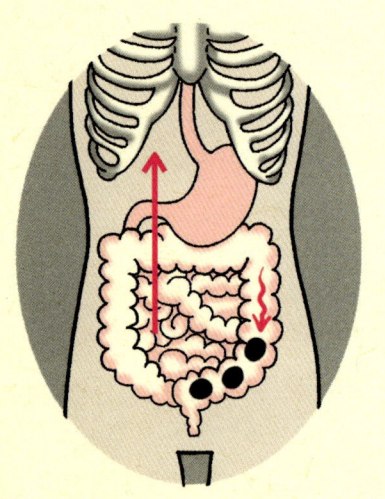

변비

늘어진 장을 바로잡으면, 괴로운 변비와도 이별이다.

변비란 장 안에 변이 쌓여 있는 상태인데, 골반과 장은 서로 위치도 가깝고 매우 밀접한 관계를 맺고 있다. 골반이 뒤틀리면 장도 꼬여서 변의 흐름을 나쁘게 한다. 또한 골반이 벌어지면 장 역시 아래쪽으로 처지게 된다. 장기는 기본적으로 늘어지면 기능이 약해진다. 때문에 골반을 바로잡으면 처진 장도 본래 위치를 되찾고, 본래의 기능을 충분히 발휘할 수 있게 된다.

피부 트러블

골반을 바로잡으면 호르몬의 균형도 개선된다.

여드름이나 뾰루지의 큰 원인 중 하나로 호르몬의 불균형을 들 수 있다. 그리고 호르몬의 균형은 골반 앞부분의 뼈인 치골과 관련되어 있다. 골반이 틀어지면 치골까지 틀어지게 된다. 그리고 그 영향으로 호르몬 균형이 흐트러지고, 피부 트러블로 이어질 수 있다. 골반의 틀어짐을 바로잡으면 치골의 틀어짐도 저절로 바로잡히기 때문에 호르몬 균형이 정상으로 돌아와서 피부 상태도 좋아지게 된다.

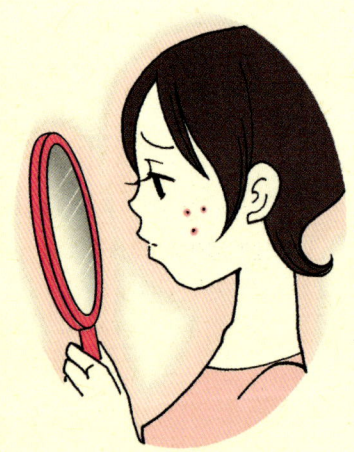

그 밖에도 이런 증상에 효과적!

피로

내장의 상태가 정돈되어 있으면, 피로를 모르는 건강한 몸이 된다.

피로를 느끼는 원인은 실은 내장의 상태가 좋지 않기 때문이다. 내장의 기능이 약해지면, 음식물에서 영양을 흡수하는 힘이 약해지거나, 해독작용이나 노폐물을 배출하는 작용이 쇠약해진다. 그 결과 몸속에 노폐물이 쌓이게 되고, 그것이 피로가 돼서 전신에 나타나게 되는 것이다. 내장을 컨트롤하고 있는 것은 근본적으로는 척추와 이어져 있는 신경이다. 골반이 틀어지면 척추도 뒤틀리고, 그들과 연결되어 있는 신경까지 압박을 당하게 된다. 골반에서 척추로 이어지는 뒤틀림을 바로잡으면 내장의 기능이 좋아져서 쉽게 피로를 느끼지 못하게 된다.

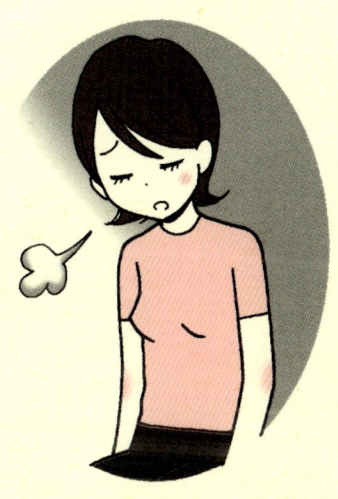

꽃가루 알레르기

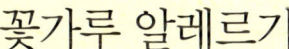

면역을 담당하는 장 기능이 꽃기루 알레르기에도 영향을!

꽃가루 알레르기의 원인은 꽃가루에 대한 면역기능이 과도하게 반응하기 때문인데, 그 면역기능을 담당하고 있는 것이 장이다. 음식물의 영양을 흡수하는 장은 세균 등과 같은 외부에서 들어오는 유해물질과 싸우는 역할을 갖고 있기 때문이다. 변비 항목에서도 설명한 것처럼 틀어진 골반을 바로잡으면 장 기능도 개선된다. 그 실과 면역기능이 정상으로 기능하게 되고, 꽃가루 알레르기에도 좋은 효과를 기대할 수 있다.

부종

신장을 건강하게 해서, 불필요한 수분을 배출하자.

체내의 불필요한 수분을 배출하는 역할을 맡고 있는 것은 신장이지만, 이 신장은 냉증에 가장 약한 기관 중 하나이다. 신장의 기능을 충분히 활용하기 위해서는 몸을 따뜻하게 하는 것이 중요하다. 체내에서 열을 발생시켜서 전신에 돌게 하는 것은 소장이지만 골반이 틀어져서 소장이 처지면, 소장의 기능이 나빠져서 열을 발생하기 어려운 몸이 된다. 골반을 바로잡으면 소장도 건강해지고, 신장의 상태도 좋아지시기 때문에 불필요한 수분이 배출돼서 부종도 사라지게 된다.

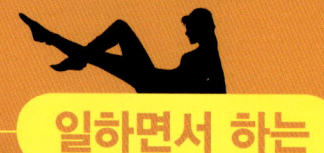

일하면서 하는

앉아만 있으면 되는 다이어트

컴퓨터 앞에서, TV를 보면서, 전화를 하면서…….
앉은 상태에서 '……하면서' 할 수 있는 '앉아만 있으면 되는 다이어트', 그 비법을 공개한다.

part 03

sit down

'앉아만 있는데' 날씬해 질 수 있는 이유

수건 베개로 뼈와 근육을 '있어야 할 장소'에 돌려놓아서 전신의 기능을 활발하게 만든다.

어떻게 '앉아만 있는데' 날씬해질 수 있는 걸까. 그 이론은 기본적으로 '허리베개 다이어트'와 같으며, 골격과 근육을 교정해서 내장의 기능을 향상시키기 때문이다.

수건 베개를 해당 부위에 바르게 대고, 몇 분간 앉아 있으면 수건 베개가 압박을 가하면서 일상생활에서 뒤틀리거나, 꼬여버린 뼈와 근육을 제자리로 돌아가게 해준다. 골격이나 근육의 위치가 교정되면 내장의 위치가 바로잡히면서, 뒤틀림이나 압박도 사라지게 된다. 이렇게 골격과 근육이 교정되면 내장의 기능이 좋아져서 전신의 기능이 활발해지게 된다. 그러면 신진대사가 좋아지면서 자연스럽게 살 빠지기 쉬운 체질로 바뀌게 되는 것이다.

또한 신진대사가 좋아질 뿐 아니라 수건 베개를 댄 부분이 자극을 받으면서 살이 빠지는 '부분 살빼기' 효과도 있다.

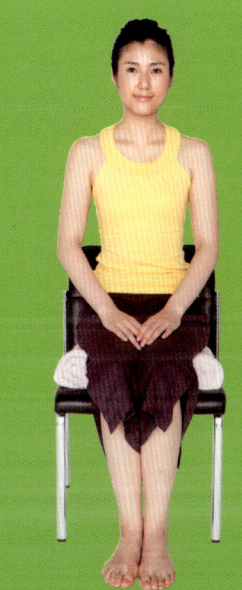

**일상생활에서 자연스럽게 적용시켜서,
어려움 없이 다이어트를 하자!**

이 '앉아 있기만 하면 되는 다이어트'가 '누워 있기만 하면 되는 다이어트'보다도 좋은 점은 다른 일을 하면서도 할 수 있다는 것이다. '앉아 있기만 하면 되는 다이어트'라면 책을 읽으면서나, 인터넷 서핑을 하면서나, 친구와 전화를 하면서처럼, '……하면서'의 폭이 넓어지게 된다.

또한 마음을 먹으면 곧장 실행에 옮길 수 있다는 것도 좋은 점이다. 수건 베개를 미리 만들어두고, 문득 생각났을 때 자신의 의자에 가볍게 올려놓고 그 위에 앉기만 하면 된다. 때문에 보다 쉽고 간단하게 실행할 수 있는 것이다. 이제 직장에 있는 시간까지도 다이어트에 유용하게 활용하자. 그렇다면 좌절이나 작심삼일 같은 것도 없을 것이다. 역시 다이어트는 매일 틈틈이 꾸준히 하지 않으면 효과를 얻기 어렵다. 일상생활 속에 적용시켜서, 무리하지 않고 꾸준히 하는 것이 성공의 비결이다.

{ 허리를 정상적인 모양으로 펴준다 }

수건 베개를 선골 부분에 대고 의자에 앉으면, 척추가 펴지고 골격이 정돈된다. 이로 인해 골반의 위치도 바로잡히고, 내장의 기능도 좋아진다. 일상생활에서 활용해 보길 바란다.

수건 베개를 선골 부분에 대고, 상체를 바로 세운다.

수건 베개를 선골 부분에 대고, 의자에 깊숙이 앉는다. 양 다리는 똑바로 붙이고, 시선은 정면을 본다. 이렇게 하면 자연스럽게 자세가 바로잡히면서 척추가 자연스러운 굴곡을 그리게 된다. 의자는 등받이와 좌석이 직각에 가깝고, 등받이가 움직이지 않는 것이 좋다.

선골

허리를 정상적인 모양으로 펴준다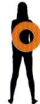

☆★☆★☆★☆★☆★☆★☆★☆

이런 사람에게 추천
자세가 나쁜 사람
장시간 의자에 앉아서 작업을 하는 사람

☆★☆★☆★☆★☆★☆★☆★☆

상체를 자연스럽게 뒤로 젖혀서, 척추를 바로잡는다.

이 상태에서 이번에는 또 하나의 수건 베개를 무릎 아래에 넣는다. 다리는 자연스럽게 위로 올라온다. 시선은 정면을 보고, 손은 무릎 위에 가볍게 놓는다. 수건 베개를 무릎 아래에 넣으면 상반신이 자연스럽게 뒤로 젖혀지면서 척추가 본래 있어야 할 장소로 바로잡히게 된다. 만약 이 자세를 지속하기 힘들면, 다리 아래 수건은 빼도 좋다.

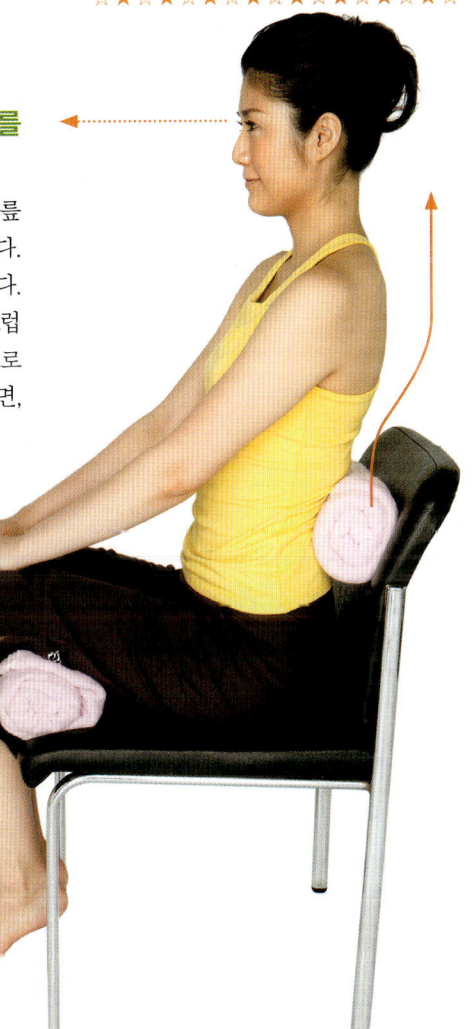

골반 조정 1

좌골(坐骨)의 균형이 무너지면 골반이 뒤틀리는 원인이 된다. 수건 베개 두 개를 엉덩이 아래쪽에 넣고, 그 위에 앉아서 좌골의 균형을 맞춘다. 이 동작을 하면 골반이 조여지기 쉬워진다.

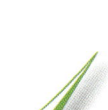

좌골 바로 아랫부분을 압박해서, 골반의 틀어짐을 교정한다.

정확히 엉덩이가 봉긋하게 산이 되는 부분에 수건 베개가 닿도록 앉는다. 이 동작을 하면 틀어진 골반이 교정되고, 엉덩이 아래의 라인도 예뻐진다. 하루 1회, 2~3분만으로도 충분하지만 장시간 계속해도 상관없기 때문에 일을 하거나, 인터넷 서핑을 하면서 해도 좋다.

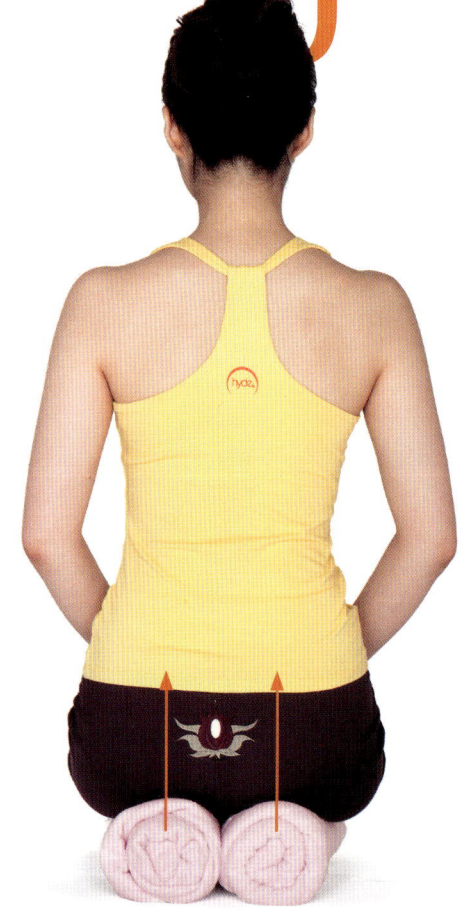

골반 조정 1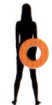

☆★☆★☆★☆★☆★☆★☆★☆★

이런 사람에게 추천

다리를 꼬는 버릇이 있는 사람
엉덩이가 큰 사람
엉덩이가 처진 사람

☆★☆★☆★☆★☆★☆★☆★☆★

안쪽으로 압을 가해서 벌어진 골반을 조여준다.

좌우 엉덩이 산의 조금 바깥 부분에 수건 베개가 닿도록 해서 앉는다. 이 위치에 수건 베개를 놓으면 바깥쪽에서 안쪽으로 압이 가해지면서 벌어진 골반이 조여진다. 하루 1회 2~3분만 해도 충분하지만, 장시간 계속 해도 상관없다. 장시간 앉아 있으면 수건 베개의 위치가 점점 바깥쪽으로 벗어날 수 있는데, 신경이 쓰일 때에는 수건 베개를 끈으로 묶어서 고정해도 좋다.

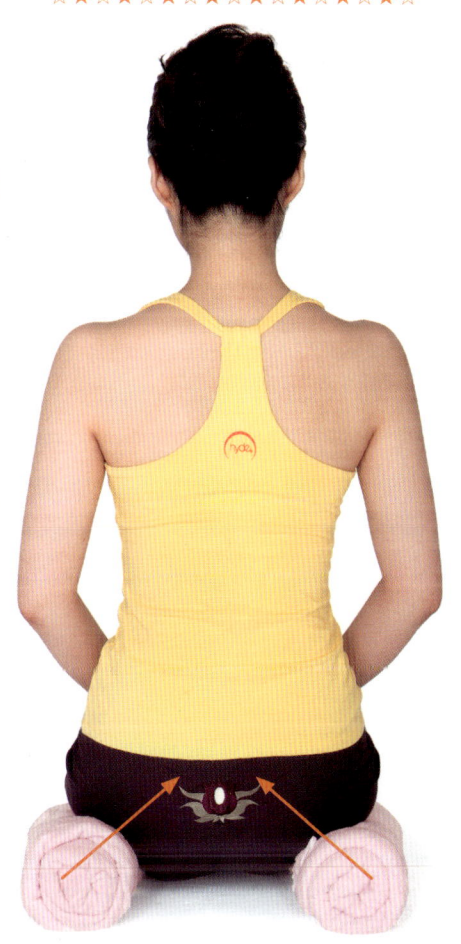

골반 조정 2

일상생활을 하다보면 벌어지기 십상이고, 뒤틀리기 쉬운 골반. 양쪽 좌골에 한쪽씩 수건 베개를 대서 골반을 움직여 주자. 골반에 유연성이 키워져서 전신의 균형이 바로잡힌다.

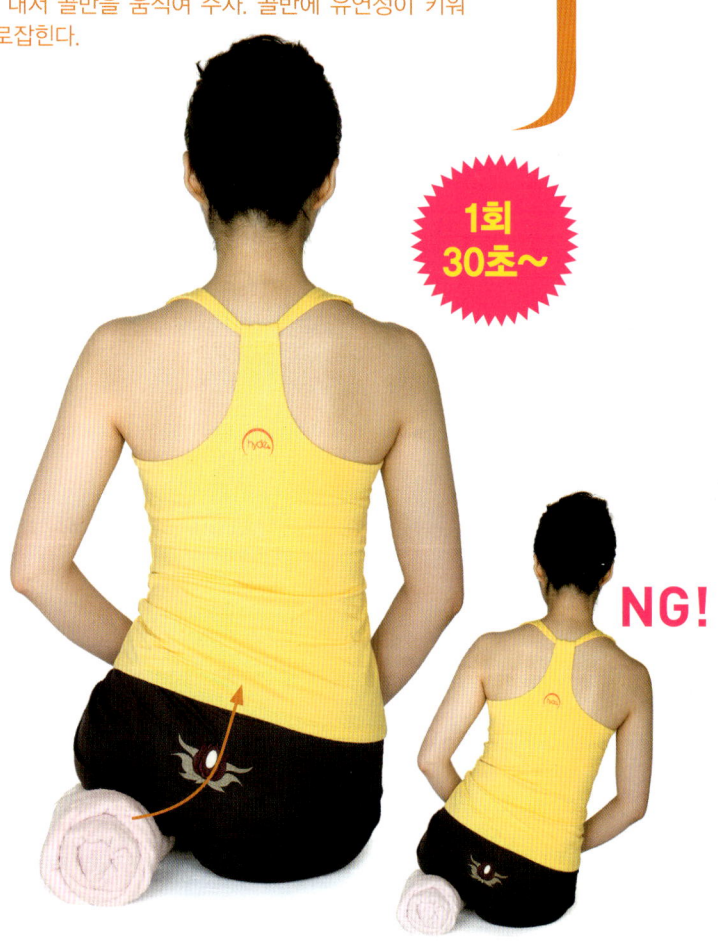

1회 30초~

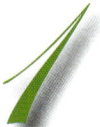

좌골을 안쪽으로 움직여줘서 골반을 교정한다.

정확히 좌골 아래에 해당하는 부분에 수건 베개를 두고 앉는다. 좌우 양쪽 좌골에 동시에 하지 않고, 한 쪽씩 실시한다. 이렇게 하면 골반이 한 쪽으로 확 움직이게 되는데 그로 인해 골반이 바른 위치로 돌아가게 된다. 조금 압박감이 강하기 때문에 처음은 30초씩 실시하고, 익숙해지면 조금씩 시간을 늘려가도록 하자. 거북함이 느껴지면 바로 중단하도록 하자.

NG!

이처럼 척추가 한쪽으로 치우치면 효과가 없다. 척추가 일직선이 되도록 주의하자.

골반 조정 2

☆★☆★☆★☆★☆★☆★☆★☆

이런 사람에게 추천
전신의 균형이 좋지 않은 사람
같은 자세로 있으면 금세 피곤해지는 사람

☆★☆★☆★☆★☆★☆★☆★☆

2

골반을 움직여서 몸 전체의 어긋남을 교정한다.

이번에는 반대쪽 좌골 아래에 수건 베개를 놓고 앉아보자. 자세는 똑바르게 유지한다. 골반은 유연성이 있고, 가동 영역이 넓은 편이 좋으므로 이런 운동을 통해 골반에 움직임을 가해준다. 골반을 움직이면 척추나 두개골, 등까지 흔들리면서 그들 뼈의 어긋남도 바로잡히게 된다. 1과 마찬가지로 처음에는 30초 정도 실시하도록 하자.

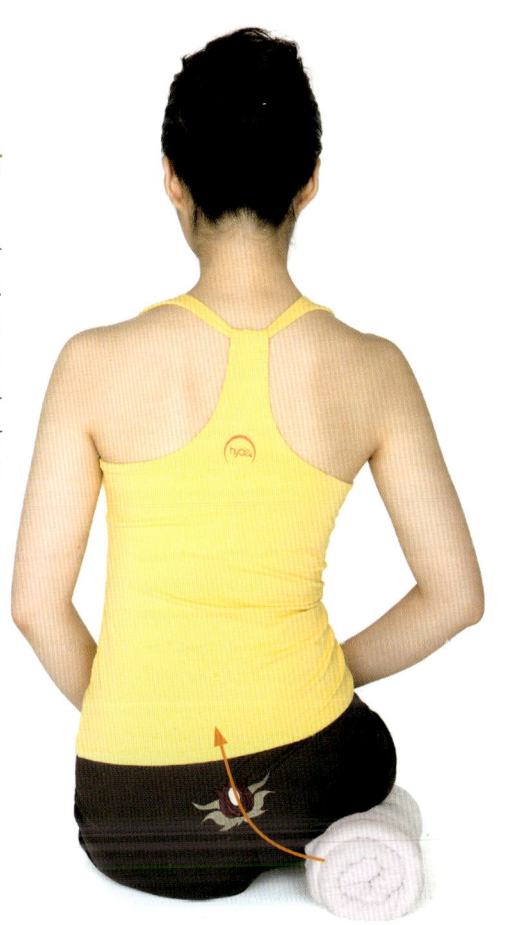

날씬한 등 만들기

컴퓨터 화면을 들여다보거나, 작업을 하다보면 등이 구부정해지기 쉽다. 이것은 나쁜 자세의 원인이 된다. 수건 베개를 엉덩이 아래에 두고, 척추를 시원하게 쭉 펴보자.

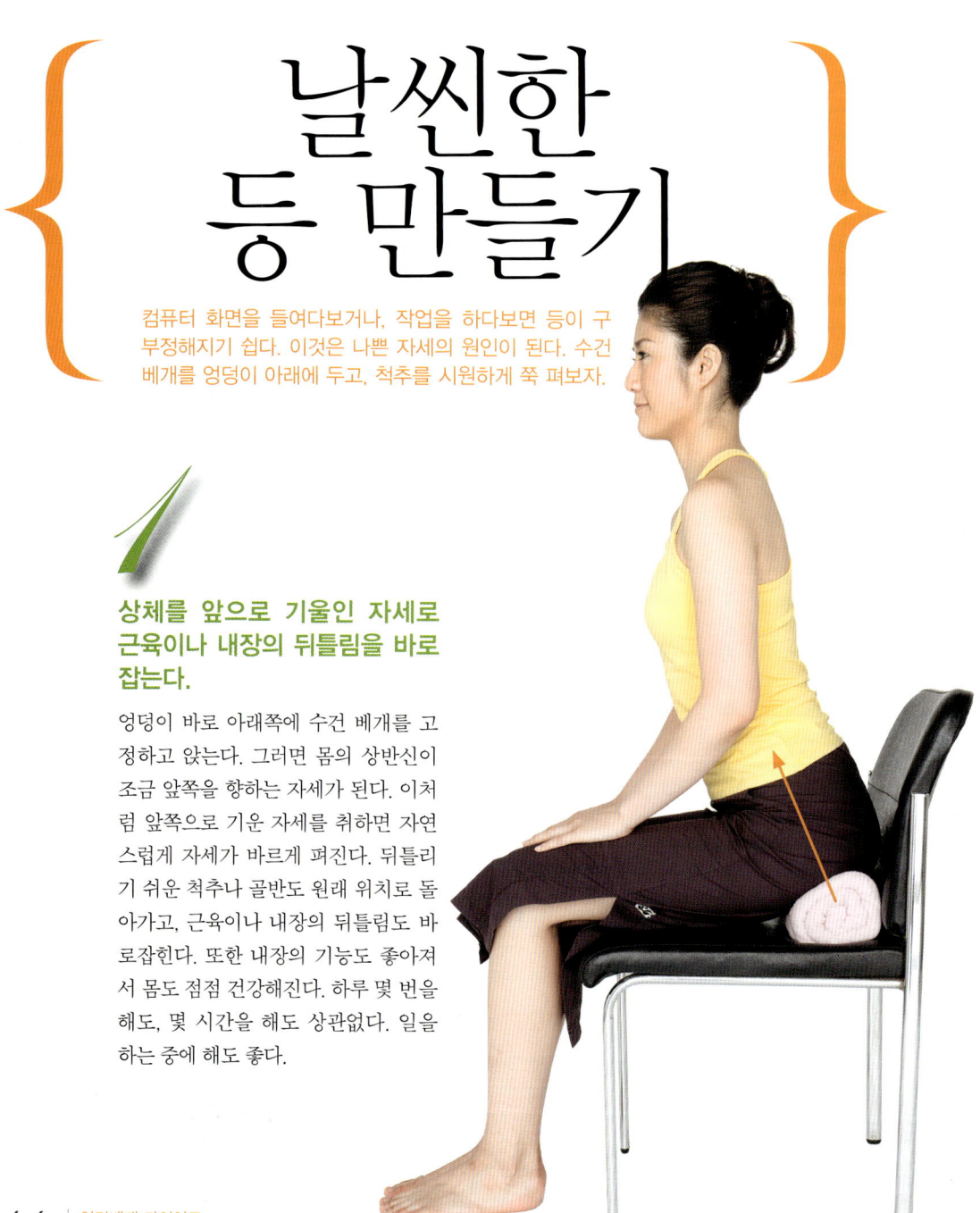

1

상체를 앞으로 기울인 자세로 근육이나 내장의 뒤틀림을 바로잡는다.

엉덩이 바로 아래쪽에 수건 베개를 고정하고 앉는다. 그러면 몸의 상반신이 조금 앞쪽을 향하는 자세가 된다. 이처럼 앞쪽으로 기운 자세를 취하면 자연스럽게 자세가 바르게 펴진다. 뒤틀리기 쉬운 척추나 골반도 원래 위치로 돌아가고, 근육이나 내장의 뒤틀림도 바로잡힌다. 또한 내장의 기능도 좋아져서 몸도 점점 건강해진다. 하루 몇 번을 해도, 몇 시간을 해도 상관없다. 일을 하는 중에 해도 좋다.

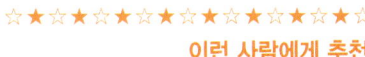

이런 사람에게 추천
자세가 나쁜 사람
구부정한 자세를 자주 취하는 사람
장시간 의자에 앉아서 작업하는 사람

☆★☆★☆★☆★☆★☆★☆★☆★★☆

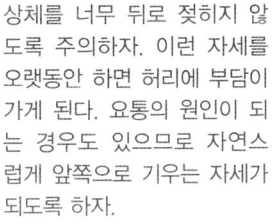

NG!

상체를 너무 뒤로 젖히지 않도록 주의하자. 이런 자세를 오랫동안 하면 허리에 부담이 가게 된다. 요통의 원인이 되는 경우도 있으므로 자연스럽게 앞쪽으로 기우는 자세가 되도록 하자.

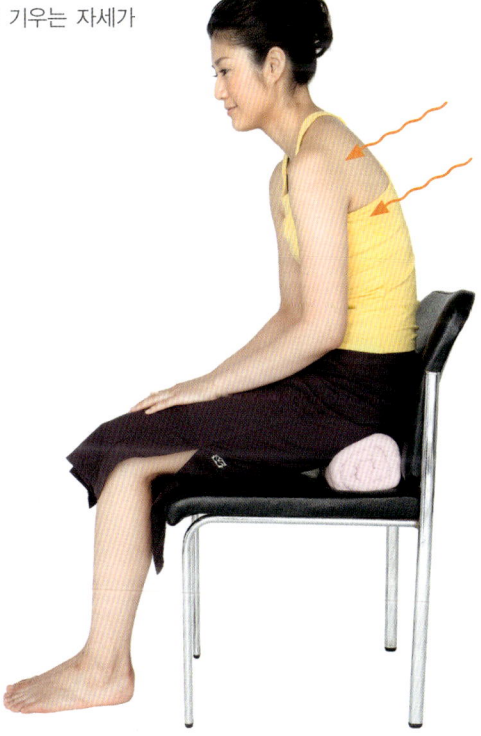

NG!

등이 구부정해지지 않도록 주의하자. 이런 자세가 되면 엉덩이 아래에 수건을 넣고 자세를 교정하는 의미가 없다. 조금 앞으로 기운 자세가 되도록 척추를 자연스럽게 편 채로 자세를 취하도록 한다.

허벅지 안쪽을 탄탄하게

살이 찌기 쉽지만 빼기는 쉽지 않은 안쪽 허벅지. 일상생활에서는 안쪽 허벅지 근육을 사용할 일이 별로 없다. 수건 베개를 끼우고 하는 간단한 운동으로 근육을 단련시키자.

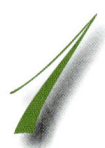

허벅지 안쪽에 수건 베개를 끼고, 안쪽 허벅지 근육을 단련시킨다.

허벅지 안쪽에 수건 베개를 두고, 허벅지로 수건 베개를 꽉 조인다. 근육 트레이닝을 하는 요령으로 안쪽 허벅지의 근육을 단련시킨다. 허벅지 전체의 처짐이나, O자 다리 교정에도 효과가 있다. 하루 1회 2~3분으로 충분하다. 그러나 장시간 하면 효과가 빨리 나타나므로 하루에 몇 번을 해도, 장시간 계속해도 상관없다.

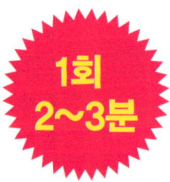

1회 2~3분

허벅지 안쪽을 탄탄하게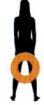

☆★☆★☆★☆★☆★☆★☆★☆

이런 사람에게 추천
허벅지 안쪽에 살이 있는 사람
허벅지 안쪽이 처진 사람

☆★☆★☆★☆★☆★☆★☆★☆

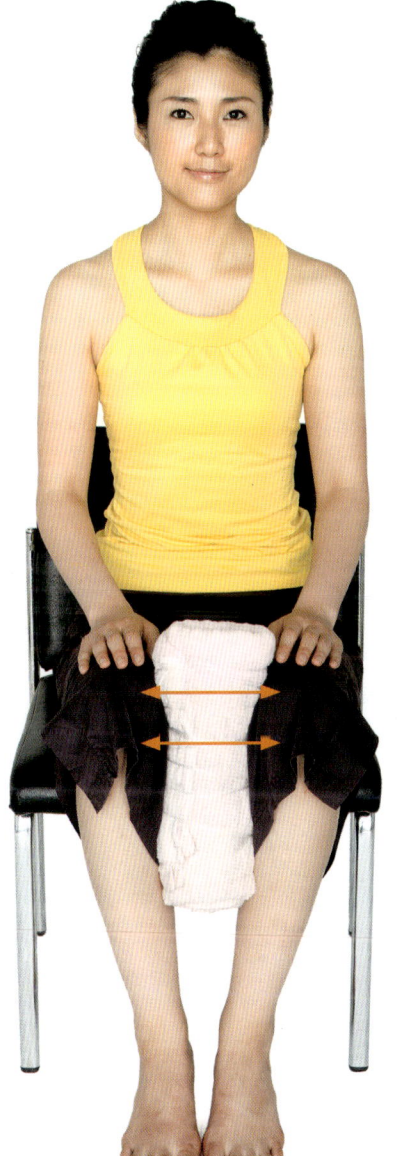

수건 베개를 세로로 세우고 압박해서 근육을 단련시킨다.

의자에 너무 깊지 않게 앉는다. 허벅지 정중앙보다 조금 앞쪽에 수건 베개가 오도록 두고, 안쪽 허벅지로 수건 베개를 압박한다. 이 또한 1과 마찬가지로 허벅지 안쪽 근육을 단련시키는 근육 트레이닝의 요령이다. 간단해 보이지만, 의외로 허벅지 안쪽에 힘이 많이 들어가기 때문에 장시간 계속하면 피곤해질 수 있다. 무리가 가지 않는 횟수와 시간으로 실시하도록 하자.

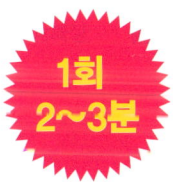

1회
2~3분

허벅지 바깥쪽을 탄탄하게

살이 붙기 쉽지만, 좀처럼 빠지지 않는 것이 바로 허벅지 바깥쪽 살이다. 운동을 해도 살이 빠지지 않는 건 골반이 벌어져서 근육이 뒤틀려 있기 때문일지도 모른다. 수건 베개로 교정하도록 하자.

1

벌어지기 쉬운 허벅지 근육을 안쪽으로 되돌리자.

허벅지 바깥쪽에 수건 베개를 대고 의자에 앉는다. 이 동작으로 허벅지를 안쪽으로 비틀어서, 근육을 올바른 위치로 되돌린다. 일상생활을 하다보면 골반은 벌어지기 쉽고, 허벅지 근육은 바깥쪽으로 어긋나기 쉽다. 이것을 교정해 가도록 하자. 기분 좋게 느껴지면 하루에 몇 번을 해도, 몇 분을 해도 상관없다. 하지만 장시간 앉아 있으면 수건 베개의 위치가 바깥쪽으로 어긋날 수도 있다. 신경이 쓰일 때에는 수건 베개를 끈으로 묶어서 고정하도록 하자.

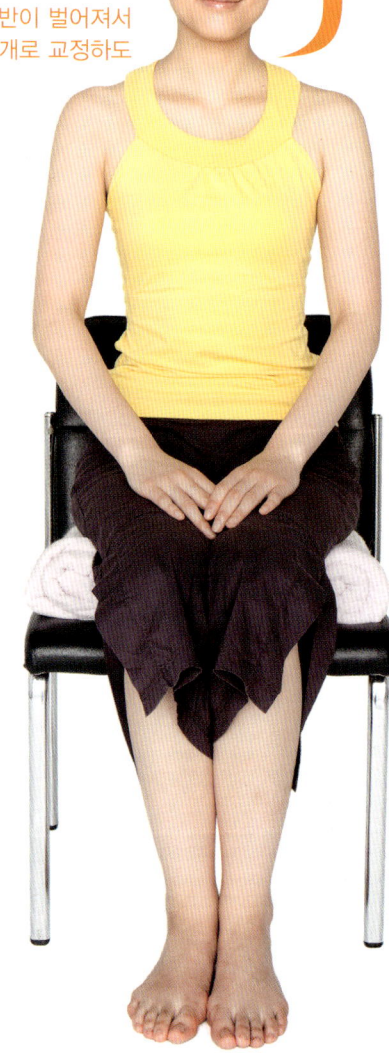

허벅지 바깥쪽을 탄탄하게

☆★☆★☆★☆★☆★☆★☆★

이런 사람에게 추천
허벅지가 처져서 신경 쓰이는 사람
허벅지가 두꺼운 사람
O자 다리인 사람

☆★☆★☆★☆★☆★☆★★★

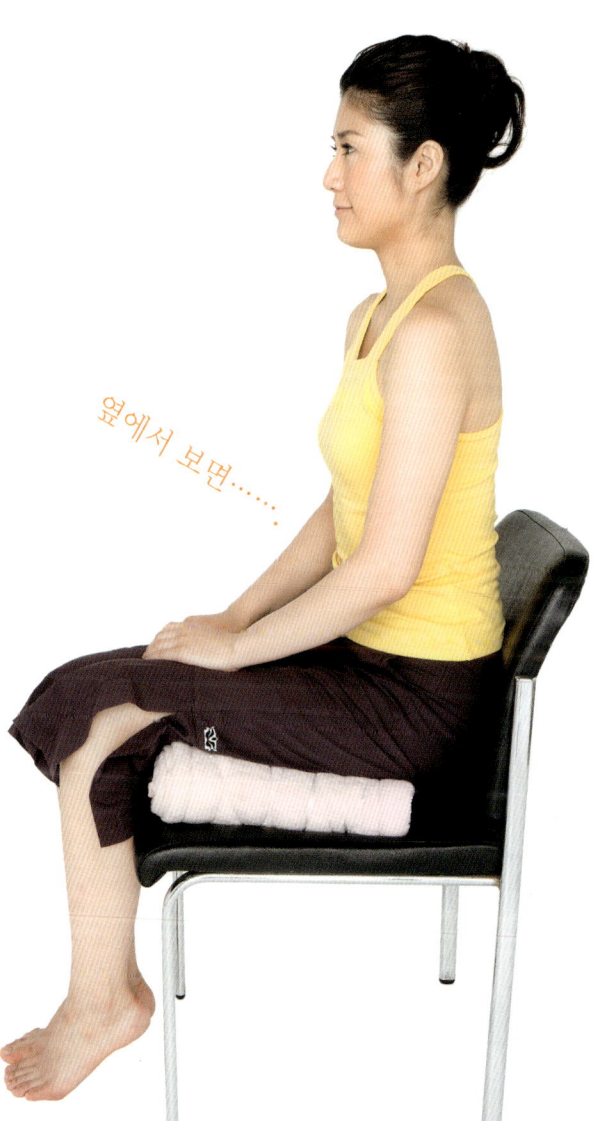

옆에서 보면……

POINT!!!

바깥쪽에서 안쪽으로 압력이 가해지고 있다는 걸 의식하면서 실시한다. 수건 베개 위에 앉으면 무게 때문에 수건 베개가 바깥쪽으로 빠지기 쉽다. 끈으로 수건 베개를 고정할 때에는 조금 안쪽으로 치우지게 고정하면 좋다. 허벅지의 바로 아래보다 조금 바깥쪽에 수건 베개가 오도록 하는 것이 요령이다.

날씬한 종아리 만들기

붓기 쉬운 종아리, 지압하는 요령으로 종아리를 수건 베개로 압박해서 근육을 움직여주자. 종아리가 가벼워질 뿐 아니라 혈액순환이 좋아져서 전신의 기능이 활발해진다.

종아리를 자극해서 펌프효과로 혈액순환을 좋게 한다.

종아리를 수건 베개로 압박해서 지압효과를 노리는 운동이다. 종아리는 전신을 도는 혈액이나 림프 등이 정체되기 쉽고, 부종이 나타나기 쉬운 부분이다. 이 근육을 지압하고 자극을 줘서 종아리에 뭉쳐 있는 혈액이나 림프액의 순환을 개선시켜 준다. 수건 베개는 정확히 종아리 정중앙 부근에 오도록 한다.

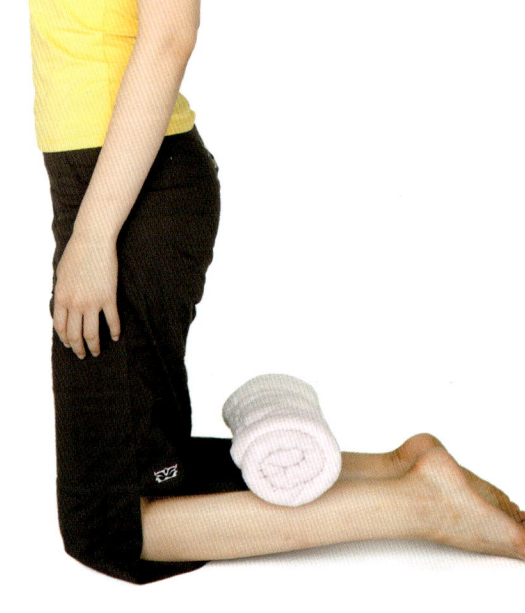

날씬한 종아리 만들기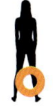

☆★☆★☆★☆★☆★☆★☆★☆
이런 사람에게 추천
종아리가 잘 붓는 사람
종아리와 발목이 두꺼운 사람
☆★☆★☆★☆★☆★☆★☆★☆

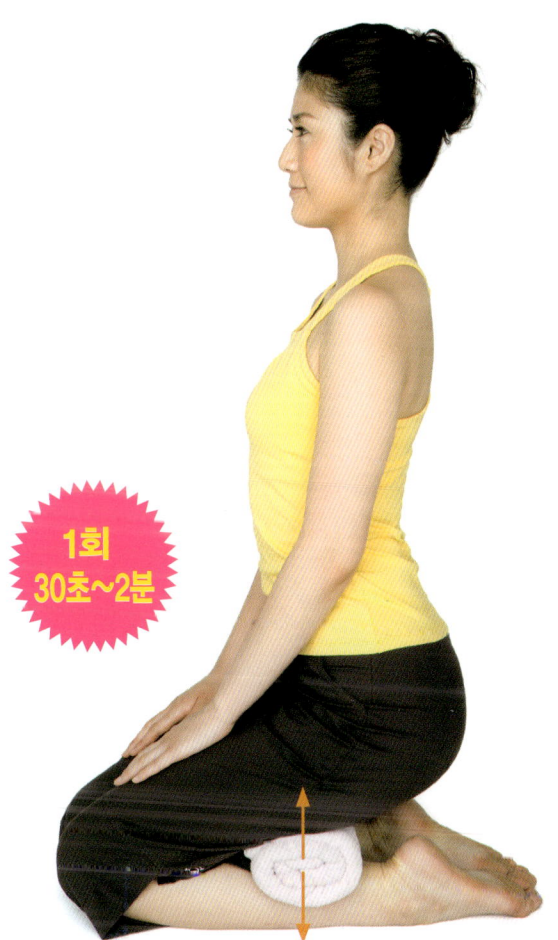

1회
30초~2분

압을 가해도 아프지 않은 상태까지 기다린다.

수건 베개를 종아리의 정중앙에 놓은 상태에서 정좌를 하는 요령으로 앉는다. 털썩 앉아도 상관없다. 반동을 줘서 꽉 눌리도록 하면 더욱 좋다. 만약 이때 종아리에 통증이 느껴진다면 내장이 약해졌다는 증거이다. 아프지 않은 것이 정상이며, 아프지 않은 상태를 목표로 삼도록 하자. 하루 1~2회, 30초에서 시작해서 1~2분 지속할 수 있을 때까지 서서히 시간을 늘려간다.

{ 날씬한 발목 만들기 }

부종이 나타나기 쉽고, 쉽게 살이 빠지지 않는 발목. 수건 베개로 압박을 해서 발목 주변의 근육이나 급소를 자극해 준다. 붓기를 완전히 제거해서 날씬한 발목을 만들자!

수건 베개로 발목을 지압하고, 산부인과 계통의 질환을 해소하자.

실은 발목 주변에는 산부인과계의 질환에 효과적인 급소가 많이 있다. 이 운동으로 발목을 압박해 주면 이들 급소가 자극을 받아서 발목 부종 해소에 효과적일 뿐 아니라, 생리통이나 생리불순 등의 질환도 해소할 수 있다. 우선 정확히 발목 위에 수건이 오도록 올려놓자.

날씬한 발목 만들기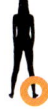

☆★☆★☆★☆★☆★☆★☆

이런 사람에게 추천

발목이 두꺼운 사람
발목이 붓기 쉬운 사람
생리불순 등 산부인과 계통의 질환이 있는 사람

☆★☆★☆★☆★☆★☆★☆

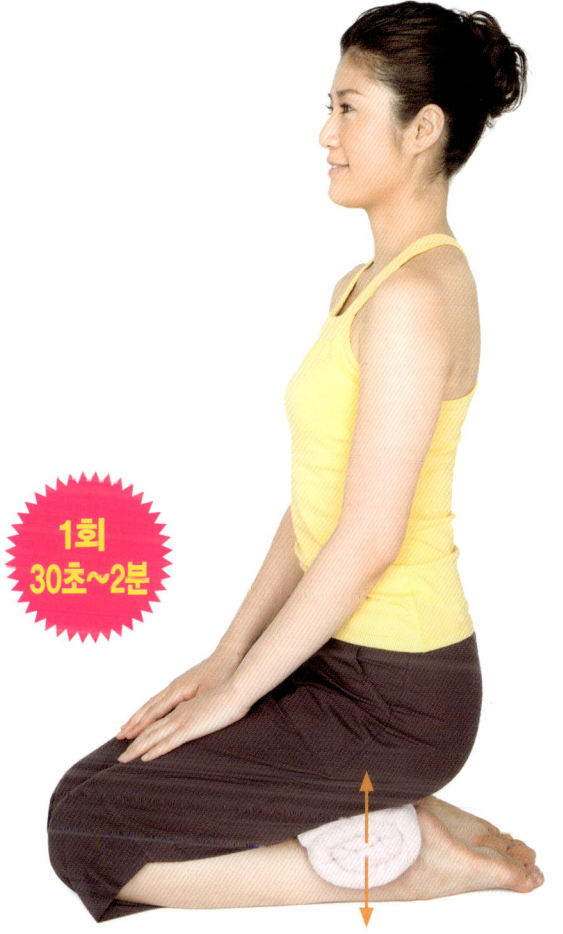

1회 30초~2분

통증이 느껴지는가로 몸 상태를 체크한다.

정확히 발목 위에 수건 베개를 놓고 정좌를 하는 요령으로 앉는다. 이때 발목에 통증이 느껴진다면 내장이 약해져 있거나 산부인과 계통에 질환이 있다는 증거이다. 무리하지 말고 지속할 수 있는 회수나 시간으로 실시한다. 하루 1~2회, 30초에서 시작에서 1~2분 정도 지속하는 것이 이상적이다.

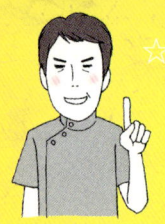

가르쳐주세요! 후쿠츠지 선생님!
신의 손에게 묻는 소박한 질문

Q 골반과 다이어트,
도대체 어떤 관계가 있는 건가요?

A 틀어진 골반이 대사를 억제해서,
'살찌기 쉬운 몸'을 만듭니다.

골반은 뼈 주변에 근육이 복잡하게 뒤얽혀서 내장을 지탱하고 있는 상당히 정교하고 치밀한 부분이다. 그리고 골반이 지탱하고 있는 소장이나 대장, 간장, 신장과 같은 장기는 영양을 흡수해서 노폐물을 배출하는 중요한 역할을 맡고 있다. 골반이 틀어지면 골반을 둘러싸고 있는 근육도 함께 뒤틀린다. 그러면 골반과 근육이 지탱하고 있던 내장도 처지면서 뒤틀리게 된다. 내장이 뒤틀리면 대사기능이 저하되고, 몸 안에 지방이나 노폐물이 쌓이게 되는데, 그 결과 살이 찌기 쉬운 체질이 되고 마는 것이다.

골반의 틀어짐을 바로잡으면 골반이 조여지면서 내장을 끌어올려 준다. 내장이 바른 위치로 돌아오면 본래의 기능을 되찾게 되기 때문에, 건강하게 날씬해질 수 있다.

Q 내장이 뒤틀렸다는 게 도대체 뭔가요?

A 혈액이나 림프의 흐름이 막혀 있는 것, 그것이 바로 뒤틀림입니다.

튜브 다발을 모아서 행주처럼 짜는 모습을 상상해 보길 바란다. 비틀린 튜브 속에 물을 통과시키려 해도 물은 쉽게 통과되지 않는다. 그것이 내장이 뒤틀린 상태이다. 혈액이나 림프의 흐름이 정체돼서 노폐물을 정상적으로 배출할 수 없게 되는 것이다.

동시에 내장이 뒤틀리면 소화효소를 내보내거나 수분을 흡수하는 각 기관의 기능도 약해지게 된다.

각 기관의 본래 기능을 10이라고 했을 때, 의사가 치료를 권하는 건 그것이 3~4 레벨까지 떨어졌을 때이다. 그러나 6정도라고 해도 제대로 기능하고 있는 것은 아니다. 각 기관이 각각 10의 기능을 발휘하면 체중은 자연스럽게 감소하고 그 사람에게 있어서 최고의 상태가 된다.

베개 두 개로 끝내는

부분 다이어트 & 아름다운 실루엣 만들기

날씬해지기만 해서는 안 된다! 좀 더 예뻐지기 위해서는 몸 전체의 라인을 정돈하는 것이 중요하다. 수건 베개로 부분 다이어트&아름다운 실루엣을 만들어 내는 요령을 알아보자.

part 04

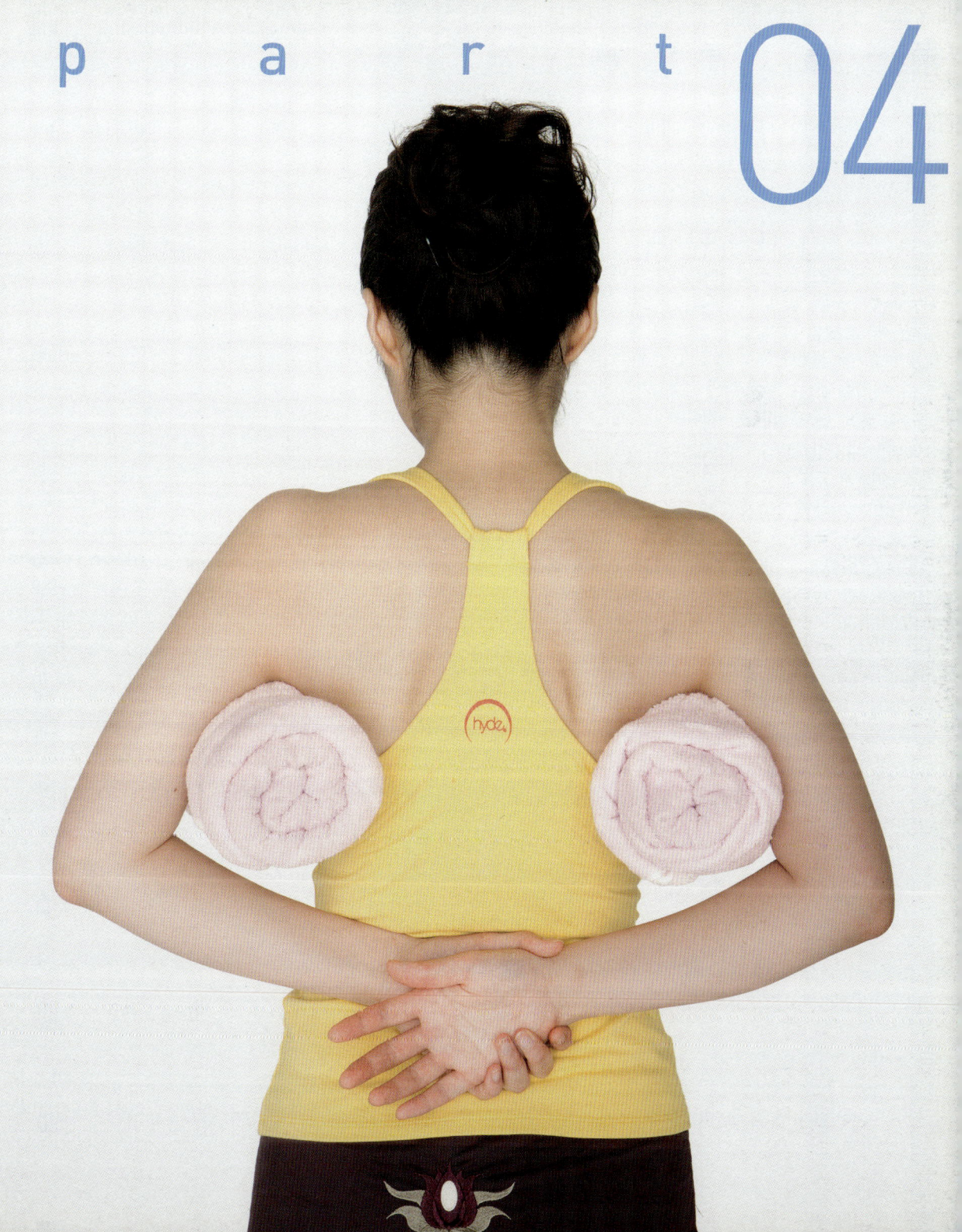

two pillow

부분 다이어트 & 아름다운 실루엣 만들기

베개 2개가 필요한 이유

살을 빼고 싶은 부분에 직접 작용하기 때문에 쉽게 아름다운 몸을 만들 수 있다.

'살 빼고 싶다'는 바람은 체중이 늘어나는 것을 괴로워하는 사람들의 공통적인 마음일 것이다. 하지만 살이 빠졌다고 해서 반드시 예뻐지는 것은 아니다.

상반신만 날씬해지고 하반신에는 군살이 남아 있는 하체비만, 살이 빠지긴 했지만 가슴까지 납작해진 빈곤한 바디라인, 팔뚝 살이 처져서 출렁거리는 상태……. 이런 몸이라면 살이 빠져도 그다지 기쁘지 않을 것이다.

정말로 아름다워지기 위해서는 역시 '아름다운 바디'를 디자인할 필요가 있다. '살 빼고 싶다'고 생각하는 부분에 자극을 줘서 살이 빠지게 하고, 볼륨을 만들고 싶은 부분은 볼륨업을 시킨다. 바로 여기에서 수건 베개가 등장한다.

수건 베개 두 개를 잘 사용하면 부분 다이어트나 아름다운 실루엣을 만드는 것도 어렵지 않다. 날씬해지고 싶은 부분에 수건 베개를 대고 압박을 해주면, 지압효과를 얻을 수 있기 때문이다. 직접 살을 빼고자 하는 부분을 자극할 수 있기 때문에 부분 다이어트에 효과가 좋다.

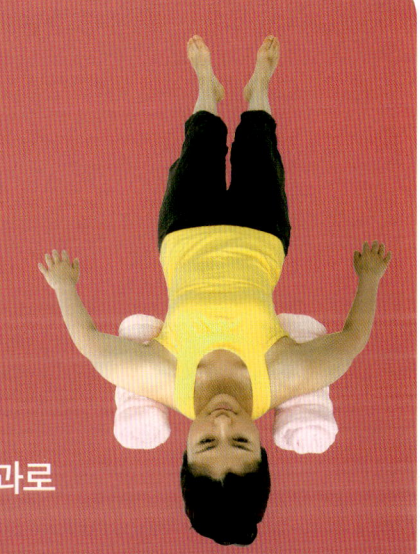

뒤틀림이나 틀어짐을 바로잡는 수건 베개 효과로 몸 전체의 기능을 활발하게 해준다.

물론 지압효과뿐만이 아니다. 대개 살이 쪘거나, 처져 있는 부분은 골격이나 근육이 뒤틀리고 틀어져 있는 경우가 대부분이다.

수건 베개로 살을 빼고자 하는 부분에 압을 가하면, 뒤틀린 골격이나 근육에도 원래 있었던 위치로 돌아가도록 자극이 가해지면서 자연스럽게 몸의 기능이 활발해진다. 그리고 그로 인해서 전신의 신진대사가 원활해지면서 자연스럽게 몸 전체가 날씬해지게 된다. 이렇게 해서 일단 살이 빠지기 쉬운 몸을 만들고, 부분부분에 압을 가하는 동작을 해주면 무리 없이 '아름다운 실루엣'을 만들 수 있다. 물론 수건 베개를 대고 누워 있거나, 앉거나 하는 것뿐이기 때문에 귀찮은 운동은 전혀 필요 없다. 고통스럽게 운동을 할 필요도, 식사제한을 할 필요도 없기 때문에 무리 없이 꾸준히 할 수 있다. 그 덕분에 효과는 나타나기 쉽고, 요요현상은 일어나기 어려운, 온통 좋은 짐뿐인 다이어트 법이다!

자, 여러분도 한번 시도해 보면 어떨까?

발목 살 빼기 1

부종을 방치하면 나도 모르는 새 '코끼리 다리'가 된다! 아킬레스건을 늘려주는 동작으로 발목 주변의 기능을 활발하게 해서, 날씬한 발목을 만들자.

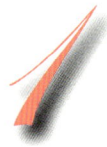

수건 베개에 발 앞부분을 올리고, 아킬레스건을 늘려준다.

수건 베개를 바닥에 놓고, 발 안쪽 정중앙부터 발끝 부분이 수건 베개에 닿도록 발을 올린다. 이때 아킬레스건이 제대로 늘어나고 있는 감각을 얻는 것이 중요하다. 하이힐을 장시간 신고 있으면 아킬레스건이 수축되는데, 그대로 방치하면 발목 주변의 혈액순환이 막혀버리고 만다. 이 자세로 아킬레스건을 늘려 주도록 하자.

발목 살 빼기 1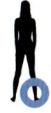

☆★☆★☆★☆★☆★☆★☆★☆★☆

이런 사람에게 추천
발목이 붓기 쉬운 사람
하이힐을 자주 신는 사람
산부인과 기능이 약한 사람

☆★☆★☆★☆★☆★☆★☆★☆★☆

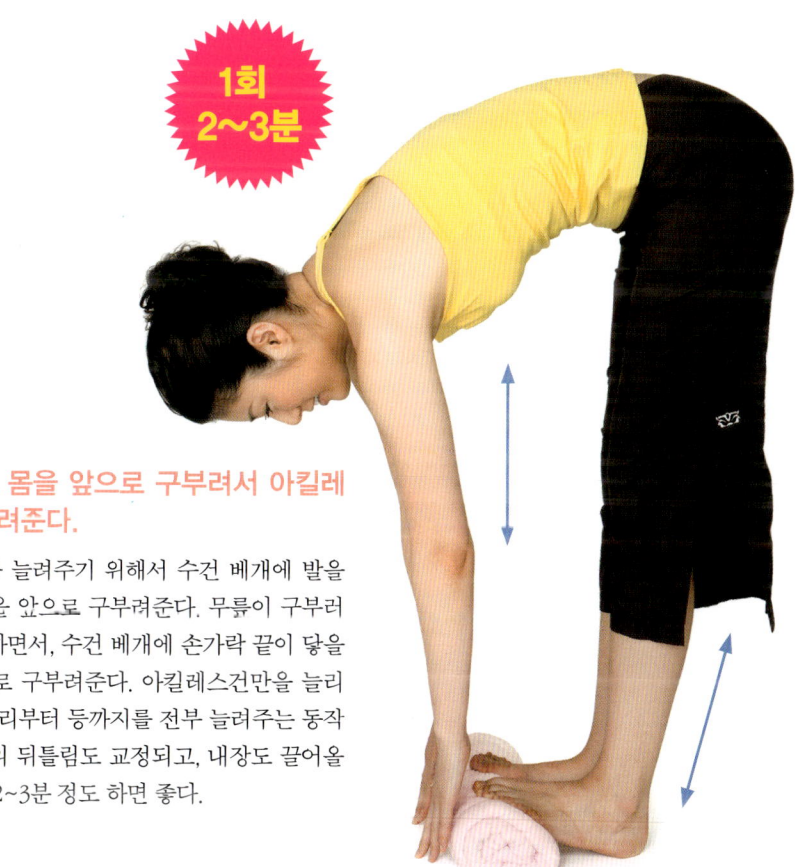

1회
2~3분

2
무릎을 편 채로 몸을 앞으로 구부려서 아킬레스건을 더욱 늘려준다.

아킬레스건을 더욱 늘려주기 위해서 수건 베개에 발을 올린 상태에서 몸을 앞으로 구부려준다. 무릎이 구부러지지 않도록 주의하면서, 수건 베개에 손가락 끝이 닿을 정도로 몸을 앞으로 구부려준다. 아킬레스건만을 늘리는 것이 아니라, 허리부터 등까지를 전부 늘려주는 동작이기 때문에 골반의 뒤틀림도 교정되고, 내장도 끌어올려진다. 하루 1회, 2~3분 정도 하면 좋다.

{ 발목 살 빼기 2 }

의외로 움직임이 적은 발목은 근육이 뭉치기 쉬운 곳이기도 하다. 수건 베개를 아킬레스건에 대고 상하좌우로 움직여서 아킬레스건을 자극하면서 뭉침을 풀어주자.

1회 10초

아킬레스건을 늘리고 조이는 동작을 반복해서 아킬레스건의 유연성을 길러준다.

누운 상태에서 발목 아래에 수건 베개를 놓고, 발끝을 쭉 늘려주자. 그 상태를 몇 초간 유지한 후 이번에는 발끝을 몸 안쪽으로 세게 당겨서 10초간 유지한다. 이 동작을 몇 번 반복한다. 이 동작으로 아킬레스건의 유연성을 높여준다. 또한 수건 베개를 아킬레스건에 대고 실시하면 지압효과도 볼 수 있다.

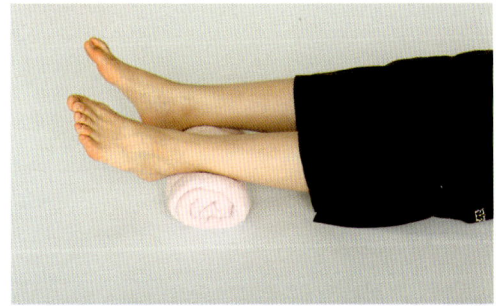

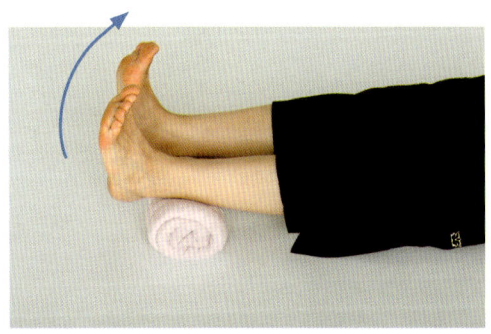

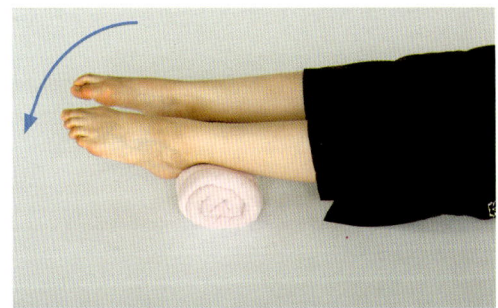

발목 살 빼기 2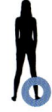

☆★☆★☆★☆★☆★☆★☆★☆

이런 사람에게 추천
발목이 두꺼운 사람
발목이 잘 붓는 사람
발이 차가운 사람

☆★☆★☆★☆★☆★☆★☆★☆

양 발끝을 모았다가 벌리면서 좌우로 움직인다.

수건 베개 위에 발목을 올린 상태에서 발끝을 좌우로 벌린다. 이 상태로 몇 초간 유지한다. 그리고 발끝을 붙여서 발뒤꿈치가 바깥쪽으로 벌어지도록 해서 몇 초간 유지한다. 이 동작을 몇 번 반복한다. 상하좌우로 발목을 움직임으로써 아킬레스건과 발목 전체를 자극해 준다. 하루 1회 2~3분간 실시하면 좋다.

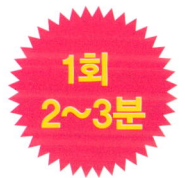

1회
2~3분

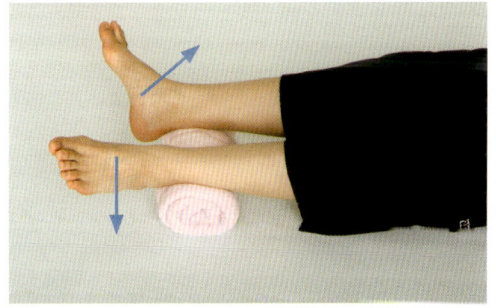

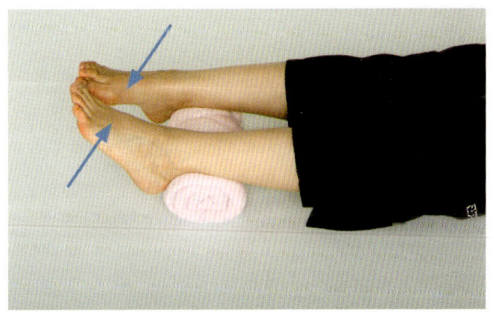

등 살 빼기 1

의외로 신경 쓰이는 부위가 바로 등이다. 자세가 나쁜 사람은 특히 등이 구부정해지고, 살이 붙기 쉽다. 수건 베개로 견갑골에 자극을 줘서 골격과 근육을 바로잡아 주자.

1회 10초

견갑골을 벌려서 등 근육에 자극을 준다.

등 살을 빼기 위해서는 견갑골을 바로잡는 것이 포인트이다. 우선 천장을 보고 누워서 어깨 뒷부분에 수건 베개를 댄다. 이 동작을 하면 어깨가 앞으로 눌리면서 견갑골이 벌어진다. 10초간 유지한 후 '등 살 빼기 2' 동작으로 이어간다. 다음으로 벌어진 견갑골을 꽉 조여주는 동작을 실시한다. 이 동작을 통해 견갑골을 유연하게 움직여서 근육에 자극을 준다.

등 살 빼기 1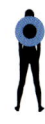

☆★☆★☆★☆★☆★☆★☆★☆

이런 사람에게 추천

자세가 나쁜 사람
등 살이 신경 쓰이는 사람
어깨 뭉침이 심한 사람

☆★☆★☆★☆★☆★☆★☆★☆

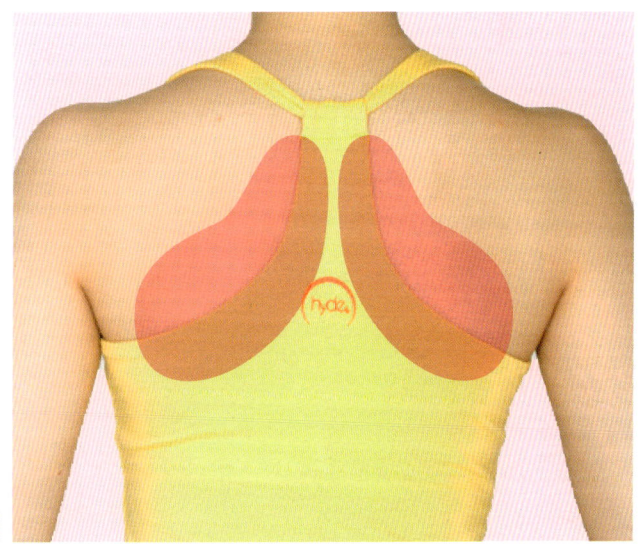

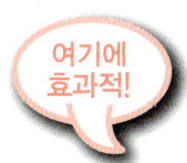
여기에
효과적!

견갑골

견갑골을 잘 움직여 주지 않으면 피로의 원인이 되는 젖산이 쌓이고, 어깨 뭉침의 원인이 된다. 일상생활에서는 견갑골을 움직일 일이 거의 없으므로, 의식적으로 벌리고 조이는 동작을 실시하도록 하자. 결림이 풀릴 뿐 아니라 폐가 늘어나면서 호흡기에도 좋은 영향을 준다.

등 살 빼기 2

등에 붙은 군살은 빼기가 쉽지 않다. 등에 군살이 생기는 원인 중 하나는 자세가 나쁘고 어깨가 안쪽으로 굽으면서 견갑골이 벌어지기 때문이다. 수건 베개로 벌어진 견갑골을 조여주자.

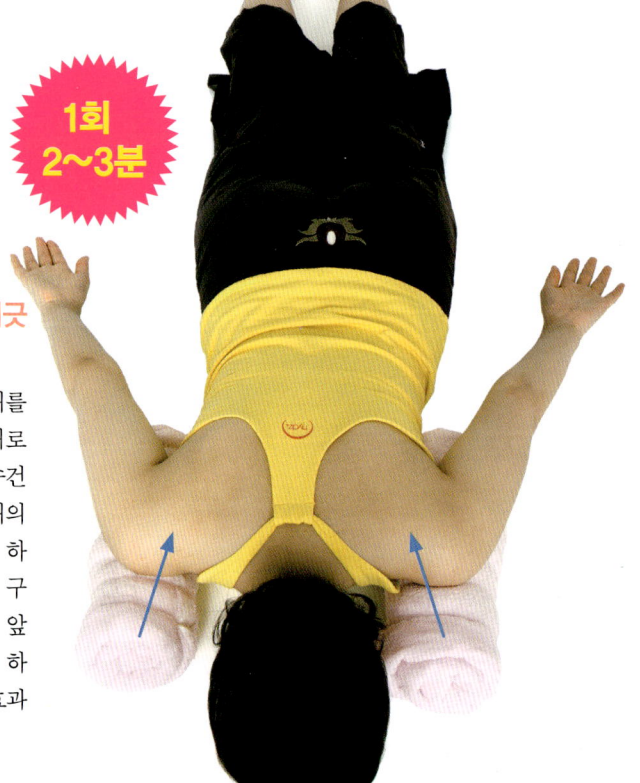

1회 2~3분

벌어지기 쉬운 견갑골을 조여서 지긋지긋한 어깨 통증도 해소한다.

엎드린 자세로 양쪽 어깨 아래 부분에 수건 베개를 놓는다. 얼굴은 정면을 향하고, 팔은 손바닥을 위로 향하게 한 채 자연스럽게 바닥에 내려놓는다. 수건 베개가 좌우로 빗겨나가는 경우에는 끈으로 두 개의 수건 베개를 묶어서 고정해도 좋다. 일상생활을 하다 보면 어깨가 안쪽으로 굽고 견갑골이 벌어져서 구부정한 자세가 되기 십상이다. 수건 베개를 어깨 앞쪽에 대서 안쪽으로 굽기 쉬운 어깨를 벌려준다. 하루 1회, 2~3분 정도 하면 좋다. 어깨 통증에도 효과를 얻을 수 있다.

등 살 빼기 2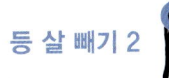

☆★☆★☆★☆★☆★☆★☆★☆
이런 사람에게 추천
자세가 나쁜 사람
등 살이 신경 쓰이는 사람
어깨 결림이 심한 사람
☆★☆★☆★☆★☆★☆★☆★☆

POINT!!!
만약 팔이 아프다면?

엎드린 자세를 취하고 있으면 통증이 느껴지거나 자세를 유지하는 것이 힘들게 느껴질 수도 있다. 그런 때는 무리하지 말고 팔꿈치를 접어서 손바닥을 바닥에 대고 상체를 가볍게 지탱해 주자. 이렇게 하는 편이 편안하게 느껴질 것이다.

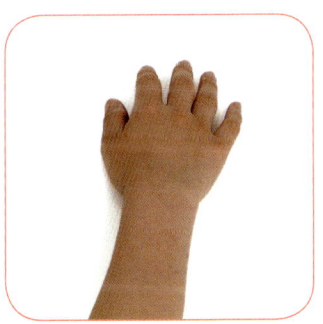

{ 탄력 있는 가슴 만들기 }

구부정해지기 쉬운 자세를 교정하자. 겨드랑이 아래에 수건 베개를 끼고, 팔을 뒤로 쭉 펴주는 동작으로 어깨를 뒤로 돌려준다. 브래지어 윗부분의 살이 빠지면서 탄력 있는 가슴을 만들어 주는 효과도 있다.

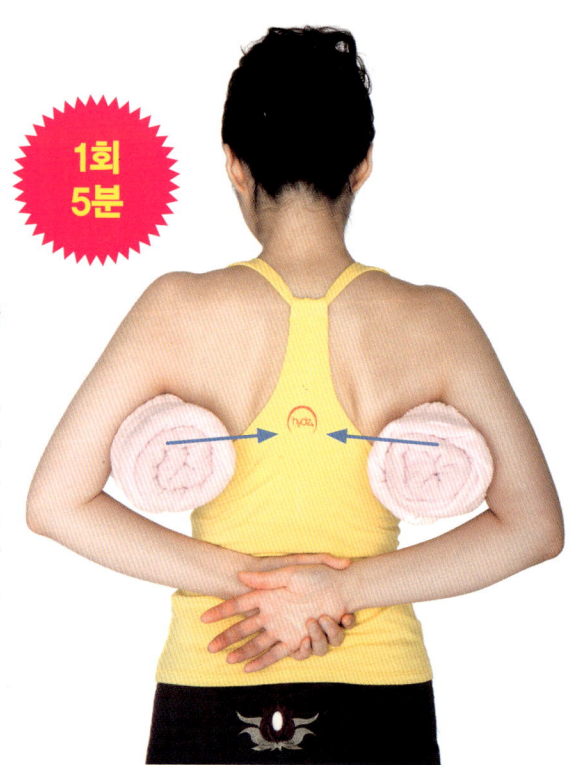

1회 5분

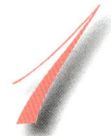

안쪽으로 굽은 어깨를 끌어 당겨서 골격과 근육의 위치를 바로잡는다.

겨드랑이 아래에 수건 베개를 끼고, 팔을 뒤로 뻗어서 등 뒤에서 손을 잡는다. 자세는 똑바로 하고, 얼굴은 정면을 향한다. 일상생활을 하다보면 자세가 나빠져서 어깨가 안쪽으로 굽기 쉽다. 이렇게 수건 베개를 끼고 팔을 뒤로 늘려서 안쪽으로 굽은 어깨를 바깥쪽으로 펴준다. 하루 1회, 5분간 실시하면 좋다.

탄력 있는 가슴 만들기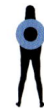

☆★★★★★★★★★★★★☆
이런 사람에게 추천
자세가 나쁜 사람
등 살이 신경 쓰이는 사람
어깨 통증이 심한 사람
☆★★★★★★★★★★★★☆

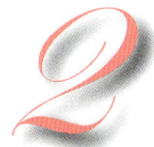

힘들다고 느껴지면 한쪽씩 해도 좋다.

1의 동작이 힘들게 느껴지면 한쪽씩 해도 좋다. 좌우 한쪽 겨드랑이 아래에 수건 베개를 끼고, 1과 같이 팔을 등 쪽으로 뻗어서 손을 잡는다. 5분간 했으면 맞은편도 5분간 실시한다. 이렇게 어깨를 움직여주면, 어깨 주변의 뼈와 근육도 움직이면서 부드러워진다. 어깨결림에도 효과가 있다

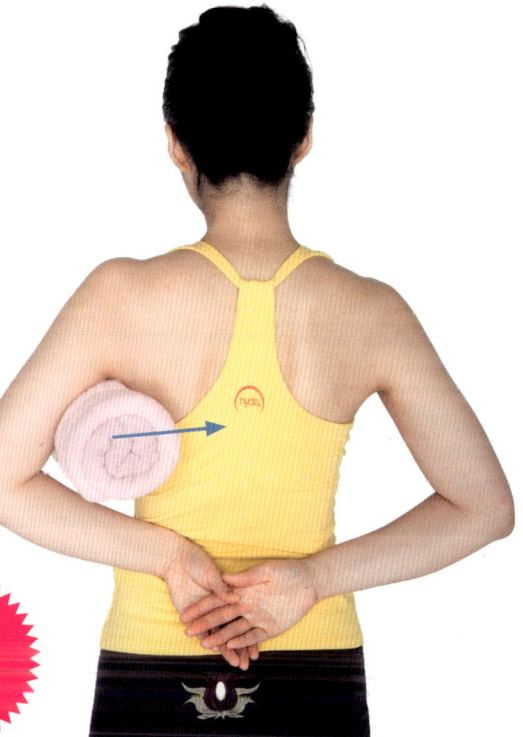

1회 5분

O자 다리 교정

'O자 다리'는 골반이 벌어져서 고관절이 뒤틀린 것이 원인 중 하나이다. 고관절을 움직여서, 골반의 뒤틀림을 바로잡아 주자. 매일 조금씩 꾸준히 하면 효과가 있다.

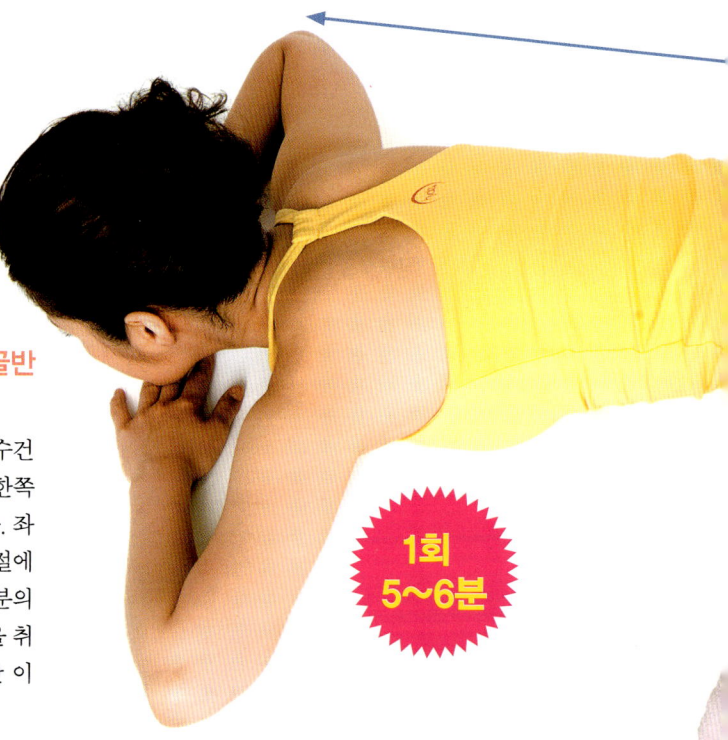

1회 5~6분

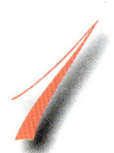

구부린 무릎 아래에 수건 베개를 대고 골반을 교정하자.

엎드린 자세로 무릎을 구부리고, 무릎 아래에 수건 베개를 대준다. 이 상태로 약 1분간 유지한다. 한쪽 무릎을 한 뒤, 다른 한쪽도 약 1분간 유지해 준다. 좌우 다리를 바꿔가며 5~6분 정도 실시한다. 고관절에 자극을 줘서 골반의 위치를 교정해 간다. 대부분의 사람은 골반이 다소는 뒤틀려 있기 때문에 동작을 취하기 어렵거나 괴로운 쪽이 있을 것이다. 하지만 이 동작을 반복해 주면 좌우 균형을 맞출 수 있다.

O자 다리 교정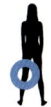

☆★☆★☆★☆★☆★☆★☆★☆
이런 사람에게 추천
O자 다리인 사람
허벅지 바깥쪽에 군살이 있고 단단한 사람
☆★☆★☆★☆★☆★☆★☆★☆

POINT!!!
무릎을 구부리는 방법을 달리하면 효과가 달라진다.

가능하면 무릎은 깊게 구부리도록 하자. 그러는 편이 쉽게 효과를 얻을 수 있다. 이 자세가 괴롭다고 생각되면 무릎의 각도를 틀어도 좋다. 구부리지 않은 쪽의 다리는 곧게 펴고, 등 근육도 꼿꼿하게 펴도록 하자. 허리가 구부러져 있으면 효과를 얻기 힘들기 때문에 주의하도록 하자.

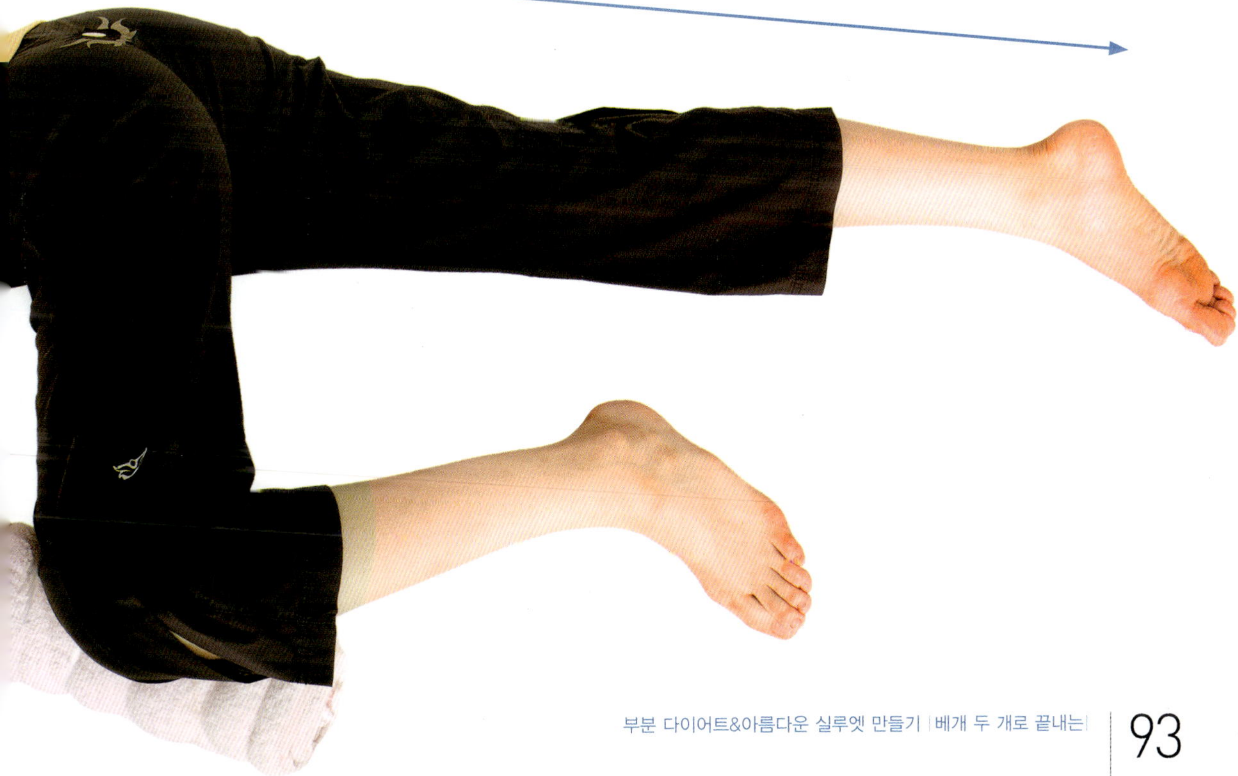

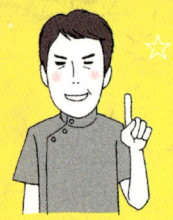

가르쳐주세요! 후쿠츠지 선생님!
신의 손에게 묻는 소박한 질문

Q '하루 5분'만 해도 정말 효과가 있나요?

A '고정'시키는 것이 목적이 아니기 때문에 5분만으로도 충분히 효과가 나타납니다.

언제나 골반을 조여 준다고 좋은 것은 아니다. 원래 골반은 일상생활을 하는 동안에는 벌어졌다가, 밤에 잠을 자는 동안에 교정된다. 또한 걸음을 걷는 등의 운동을 통해서도 자연스럽게 뒤틀림이 교정된다. 본래 골반에는 올바른 형태로 돌아가려는 성질이 있기 때문이다. '허리베개 다이어트'는 골반에게 본래 갖고 있는 역할을 떠올리게 해 주는 것이다. 골반을 움직이는 것이 목적이지, 조여진 상태로 고정하는 것이 아니다. '베개 위에서 누워서' 자극을 주면, 골반은 올바른 장소로 돌아가려는 움직임을 시작하기 때문에 하루에 5분만으로도 효과가 있는 것이다.

Q 어떻게 단 한 번만으로 허리가 가늘어질 수 있나요?

**A 베개의 자극이 골반을 움직여서
내장을 끌어올려 주기 때문입니다.**

일상생활을 하면서 골반은 점점 틀어지고 벌어져 간다. 다리를 꼬고 옆으로 눕거나 하는 행동은 물론 식사 중에 고개를 옆으로 돌려서 TV를 보고, 언제나 같은 다리에 체중을 싣고 서 있는 등 본인이 깨닫지 못하는 동안에도 사람은 골반을 뒤트는 행동을 하고 있다.

골반이 전혀 틀어지지 않은 사람은 아마 없을 것이다. 때문에 많은 사람들은 골반의 틀어짐과 그 영향으로 인해 처진 내장 때문에 실제보다 허리가 두꺼워져 있다. '허리베개 다이어트'로 골반을 바로잡으면 내장이 끌어올려 지기 때문에 금세 2~5cm 정도 허리사이즈가 감소한다.

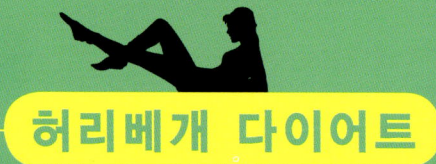

허리베개 다이어트

체험담

'허리베개 다이어트'를 4인의 여성과 이 책의 일러스트를 그린 만화가인 마츠모토 미미코 씨가 체험해봤다. 기간은 1주일이며, 결과에는 개인차가 있으니 참고하기 바란다.

part 05

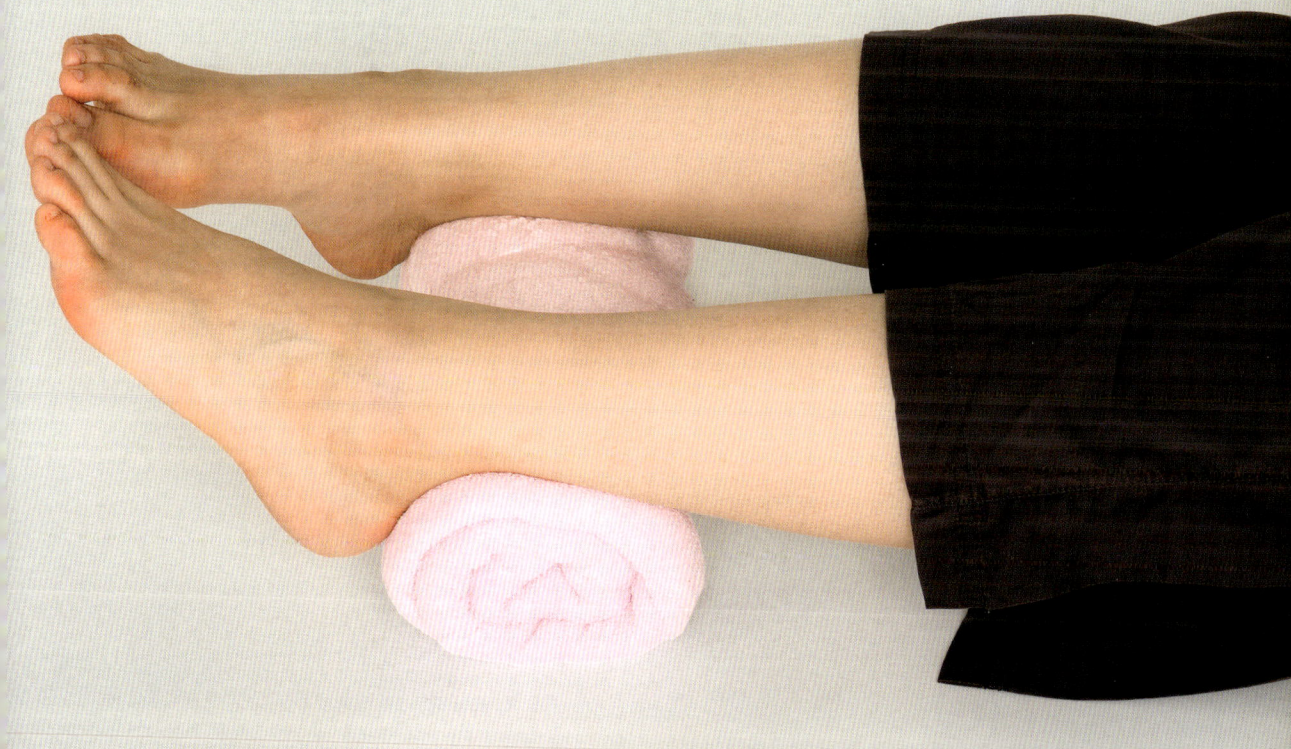

하반신 통통 타입

아랫배와 허벅지를 슬림하게 만들어서 날씬한 체형을 갖고 싶다!

볼록한 아랫배와 다리 라인이 신경 쓰이는 자영업자 미사키 씨. 슬림한 청바지나 스커트를 멋지게 입고 싶다! 이전부터 골반교정에 관심이 많았기 때문에 집에서 할 수 있는 '허리베개 다이어트'에 매우 관심이 많다.

체험담
미사키 씨(30)
자영업

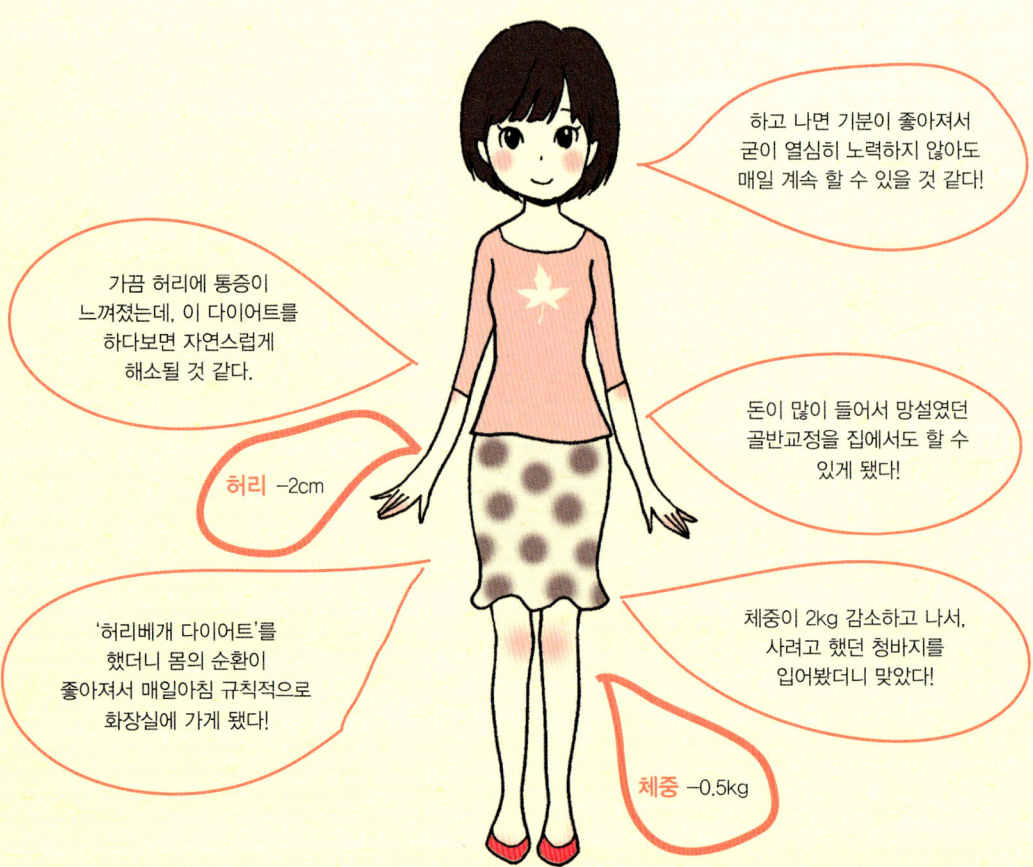

하고 나면 기분이 좋아져서 굳이 열심히 노력하지 않아도 매일 계속 할 수 있을 것 같다!

가끔 허리에 통증이 느껴졌는데, 이 다이어트를 하다보면 자연스럽게 해소될 것 같다.

돈이 많이 들어서 망설였던 골반교정을 집에서도 할 수 있게 됐다!

허리 −2cm

'허리베개 다이어트'를 했더니 몸의 순환이 좋아져서 매일아침 규칙적으로 화장실에 가게 됐다!

체중이 2kg 감소하고 나서, 사려고 했던 청바지를 입어봤더니 맞았다!

체중 −0.5kg

허리베개 다이어트

☆★☆★☆★☆★☆★☆★☆★☆★☆★☆★☆★☆★☆★☆★☆★

신장 160cm
체중 51kg
허리 사이즈 60cm

고민
많이 뚱뚱한 건 아니지만 하체 라인이 신경 쓰인다. 하지만 가능하면 돈을 들이지 않고 건강하게 살을 빼고 싶다!

☆★☆★☆★☆★☆★☆★☆★☆★☆★☆★☆★☆★☆★☆★☆★

'나를 위해 존재하는 다이어트!'라고 확신하고 도전!

볼록한 배나 두꺼운 허벅지가 신경 쓰여서 나에게 맞는 다이어트가 어디 없을까 하고 찾아왔다. 동양의학에 관심이 많아서 골반교정의 중요함은 이미 알고 있었지만, 돈이 많이 들어서 주저하고 있었다. 그러나 '허리베개 다이어트'는 집에 있는 물건으로 손쉽게 할 수 있다는 걸 알고 기쁘게 도전했다.

해보고 느낀 감상은 '아프지만 기분 좋다'였다. 베개 위에 누우면 허리가 조금 아프지만 그건 오랫동안 같은 자세를 유지하다가, 오랜만에 몸을 폈을 때와 같은 기분 좋은 통증이었다. 평상시에 굳어 있던 부분이 펴지는구나 하고 실감했다.

며칠 계속하자 몸의 순환이 좋아져서 갖고 싶었던 한 사이즈 작은 청바지를 입을 수 있었다! 이대로 계속하면 얼마나 엄청난 일이 일어날지 기대가 된다.

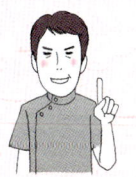

골반이 벌어지면 하체 비만이 되기 쉽다. '허리베개 다이어트'를 꾸준히 해서, 골반을 조여주고 골격을 교정하길 바란다. 목욕을 한 뒤에 오일 마사지를 해주면 더욱 효과적이다.

전신 통통 타입

스트레스로 과식을 하는 버릇이 있고, 서서 일을 하는 탓에 부종이 심각하다!

주부이면서 주 3~4일 백화점에서 판매직 파트타임 일을 하고 있는 유코 씨. 일에 대한 스트레스로 인해 이전에 비해 간식이 늘면서 체중이 불고 있다. 또한 서서 일을 하기 때문에 다리 부종이나 요통으로 괴로워하고 있다.

체험담
유코 씨(28)
주부·파트타임

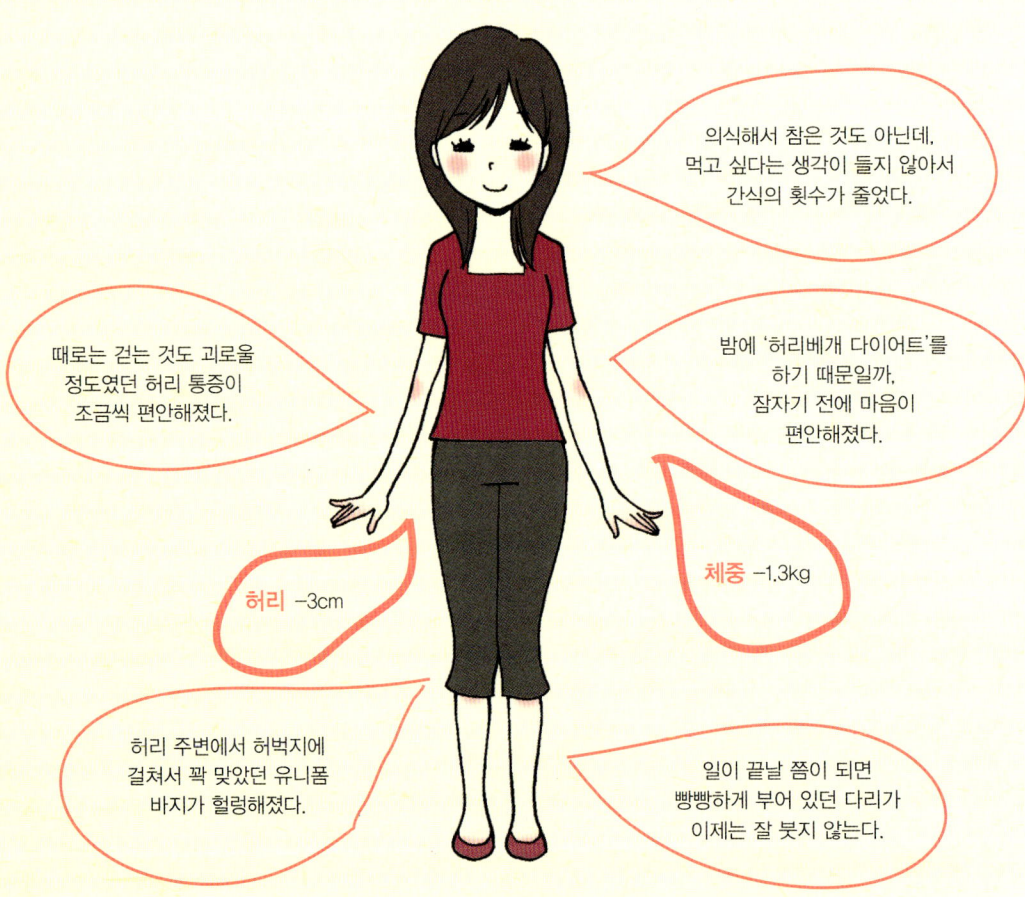

의식해서 참은 것도 아닌데, 먹고 싶다는 생각이 들지 않아서 간식의 횟수가 줄었다.

때로는 걷는 것도 괴로울 정도였던 허리 통증이 조금씩 편안해졌다.

밤에 '허리베개 다이어트'를 하기 때문일까, 잠자기 전에 마음이 편안해졌다.

허리 -3cm

체중 -1.3kg

허리 주변에서 허벅지에 걸쳐서 꽉 맞았던 유니폼 바지가 헐렁해졌다.

일이 끝날 쯤이 되면 빵빵하게 부어 있던 다리가 이제는 잘 붓지 않는다.

☆★☆★☆★☆★☆★☆★☆★☆★☆★☆★☆★☆★☆★☆★☆★

신장 160cm
체중 63kg
허리 사이즈 77cm

고민
원래 통통한 체형이었지만 간식으로 스트레스를 해소하면서 더욱 살이 찌고 말았다. 서서 일을 하기 때문에 다리 부종도 심하고, 허리 통증도 심하다.

☆★☆★☆★☆★☆★☆★☆★☆★☆★☆★☆★☆★☆★☆★☆★

만사가 귀찮던 나도 눈에 보이는 효과에 의욕 상승!

최근 간식이 늘면서, 본래 통통했는데 체중이 더욱 늘어났다. 어떻게든 살을 빼고 싶다는 생각에 '허리베개 다이어트'에 도전했다.

요통 때문인지 처음에는 베개 위에 누웠을 때 허리에 통증이 조금 느껴졌다. 그래서 수건을 1장으로 줄여서 베개를 만들자 딱 좋은 높이가 됐다. 5분간 누워 있었더니, 허리나 등이 펴져서 기분이 좋았고, 허리가 1cm나 줄어 있었다!! 이거라면 귀차니즘인 나도 매일 할 수 있을지도 모른다는 생각에 갑자기 의욕이 솟구쳤다.

3일 정도 되던 날부터 꽉 맞았던 유니폼의 허리 주변과 허벅지에 여유가 생기고, 괴롭던 허리 통증도 편안해지기 시작했다. 특히 일부러 참은 것도 아닌데 간식의 횟수가 줄어들면서 체중도 감소하기 시작했다. 이렇게 간단한 방법으로 효과를 볼 수 있다면, 앞으로도 꾸준히 계속할 수 있을 것 같다.

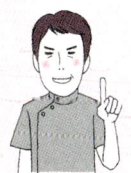
한쪽으로 치우친 근육 사용이나 나쁜 자세, 피로 누적 등으로 근육은 크게 뒤틀리고, 몸의 균형은 깨진다. 근육이 본래 있어야 할 형태를 되찾을 수 있도록 '허리베개 다이어트'로 교정을 하면서 취미나 스포츠 등으로 적극적으로 스트레스를 해소하자.

대사저하 타입

체험담
아야코 씨(25)
작가

냉증이 심한 것이 하반신 비만에 영향이 있나요?

주간지 작가로 밤낮없이 일하는 아야코 씨. 장시간 책상에 앉아 일을 하면서 온몸은 뻐근……. 최근 하반신에 살이 찌면서 허리 라인에도 신경이 쓰인다.

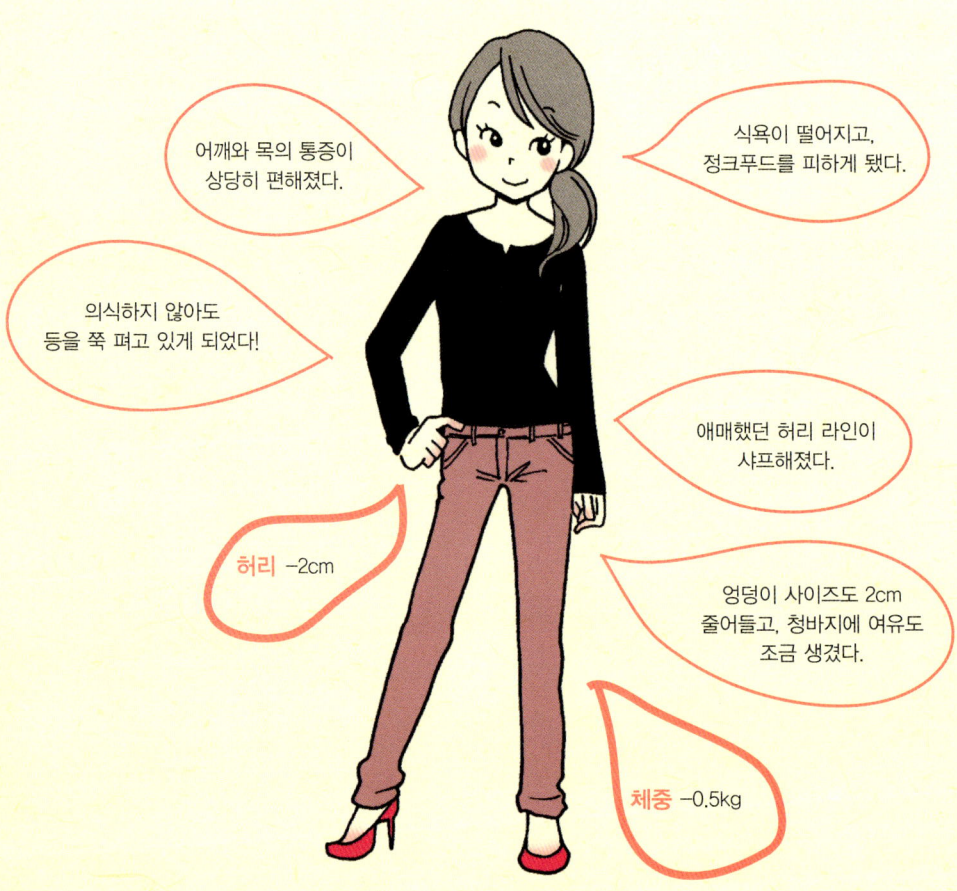

신장 156cm

체중 51kg

허리 사이즈 66cm

고민
냉증이 상당히 심한 편이며, 허벅지는 만지면 차가울 정도이다. 또한 책상에 앉아서 일을 하기 때문에 최근에는 어깨 통증이 심한 것도 고민이다.

어깨 통증이 해소되고, 살을 빼기 힘든 하반신의 사이즈가 줄어든 것이 기쁘다!

하반신 비만에다가 최근에는 뱃살도 신경이 쓰인다. 딱딱하게 뭉친 어깨는 마사지사가 놀랄 정도이다.

'허리베개 다이어트'는 뱃살에만 효과가 있을 거라 생각했는데, 실제로 해보니 상반신 전체가 쭉 올라가는 느낌이 들어서 깜짝 놀랐다. 복근이 늘어나고, 내장이 끌어올려지는 느낌이 들었다. 팔을 들어서 유지하는 자세 또한 평소에는 하지 않던 거라 기분이 좋았다. 어깨 통증은 처음 한 번만으로도 조금 편안해짐을 느꼈다.

1주일 동안 지속했더니, 허리와 엉덩이 모두 2cm 정도 사이즈가 줄었다. 허리와 비교해서 엉덩이는 '효과가 있어!'라는 것을 잘 느끼지 못했지만 자연스럽게 골반이 교정되었던 것 같다.

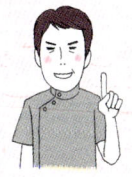

일의 특성상 한쪽으로 치우친 자세를 취하기 쉽다. 주로 왼쪽 어깨의 결림은 위장이나 간장의 피로, 오른쪽 어깨의 결림은 산부인과계의 질환, 스트레스, 동물성 식품의 과다 섭취로 인해 일어난다. 방치해 두면 탈모, 피부 트러블, 기미, 주름, 피부 처짐 등의 원인이 된다. 일을 하면서 틈틈이 어깨를 돌려주는 등의 대책을 마련하자.

여성 호르몬 저하 타입

연령과 생활습관 탓으로 살이 잘 빠지지 않는다!

광고대리점의 계약직 사원으로 일하고 있는 료코 씨. 불황 탓인지 하는 일은 정사원과 다르지 않은데 월급은 감봉당하고……. 스트레스와 과로로 인한 생리통으로 괴로워하고 있으며, 기본대사도 나빠졌다.

체험담
료코 씨(35)
계약직 사원

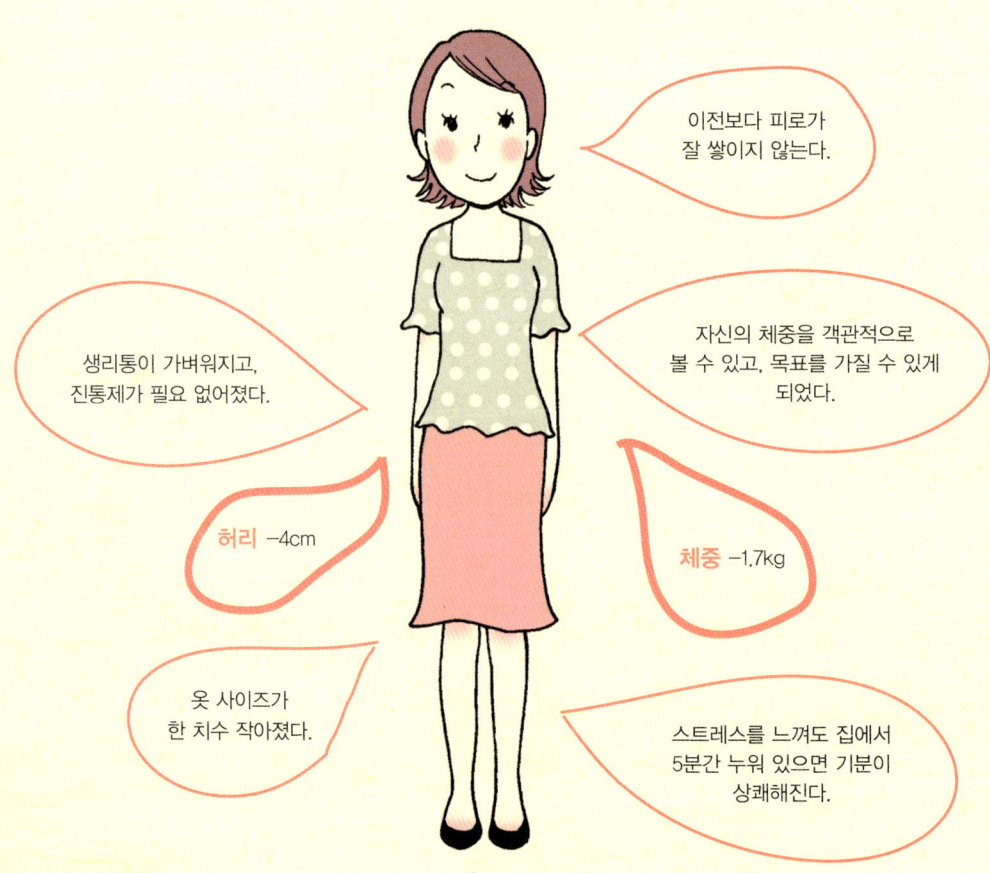

- 이전보다 피로가 잘 쌓이지 않는다.
- 자신의 체중을 객관적으로 볼 수 있고, 목표를 가질 수 있게 되었다.
- 생리통이 가벼워지고, 진통제가 필요 없어졌다.
- 허리 −4cm
- 체중 −1.7kg
- 옷 사이즈가 한 치수 작아졌다.
- 스트레스를 느껴도 집에서 5분간 누워 있으면 기분이 상쾌해진다.

☆★☆★☆★☆★☆★☆★☆★☆★☆★☆★☆★☆★☆★☆

신장 167cm
체중 69kg
허리 사이즈 79cm

고민
본래 날씬한 체형이었지만 점점 늘어난 체중 탓에 허리 주변이 두꺼워졌다. 생리통도 심하고, 틀어진 골반도 신경 쓰인다.

☆★☆★☆★☆★☆★☆★☆★☆★☆★☆★☆★☆★☆★☆

괴로운 생리통도 줄어들고, 쉽게 피로를 느끼지 않는 몸으로 바뀌었다!

30세를 넘겼을 때부터 '생리통이 심하다', '쉽게 피곤해진다' 등의 다양한 증상이 나타나기 시작했다. 거기에다 20대였을 때는 주말에 식사조절만 조금 해도 1kg은 줄었는데, 지금은 서서히 체중이 늘기 시작해서 최근 2년간 10kg이나 찌고 말았다. 그러나 쉽게 싫증을 내는 성격에다가 일이 너무 바빠서, 번거로운 다이어트는 시작도 하기 전에 전의를 상실하고 만다. 더구나 월급도 감봉당해서 에스테틱에는 갈 돈도 없다.

그런 때에 만난 '허리베개 다이어트'는 돈도 들지 않고 간단하다는 점이 마음에 들었다. 거실에 베개를 놓고 아침이니 저녁에 5분간 누워 있었다. 매일 체중이 2, 300g씩 줄어들었고, 다소 정체기가 있긴 했지만 1주일 만에 1.7kg 감량에 성공! 옷 사이즈도 28에서 27이 됐고, 치장에 신경을 쓸 마음의 여유도 생겼다.

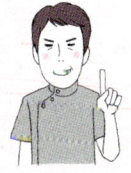

생리통은 자궁 내막증 등의 질병 외에도 냉증, 정신적 스트레스, 과로, 무리한 다이어트, 골반의 틀어짐 등을 원인으로 볼 수 있다. '허리베개 다이어트'와 병행해서 족욕이니 좌욕으로 하반신을 따뜻하게 하고, 발목을 양손으로 강하게 누르고, 발을 빙글빙글 돌리는 운동을 하도록 하자.

체험담 | **105**

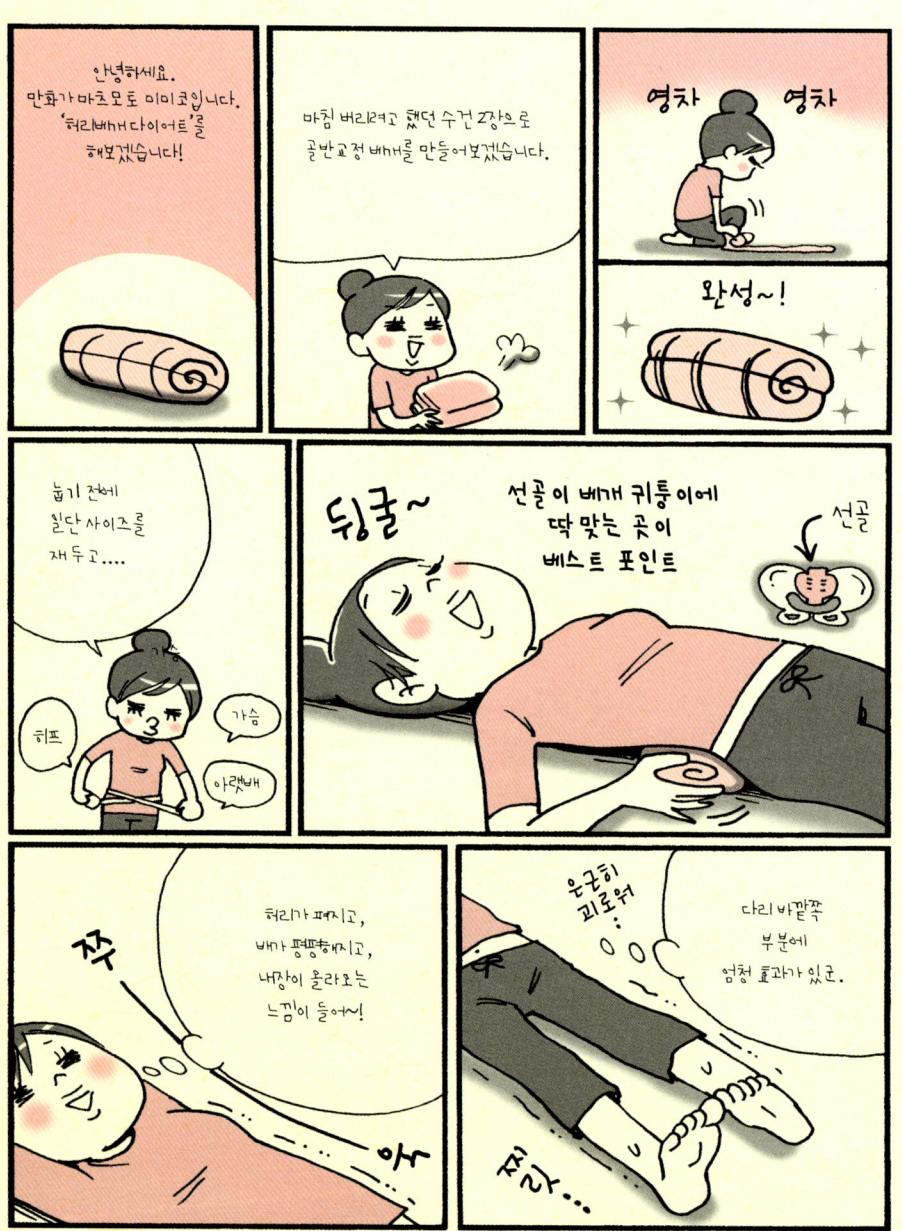

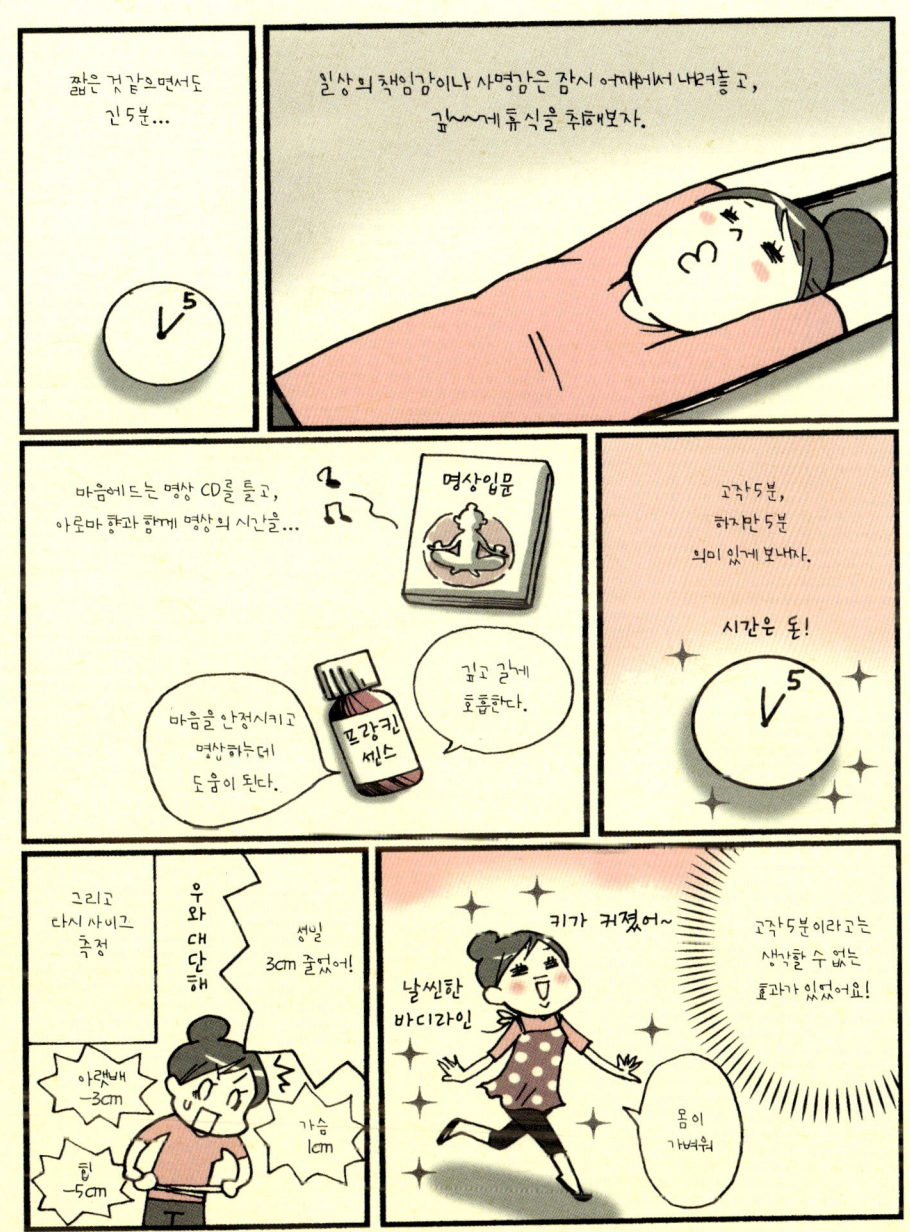

맺음말

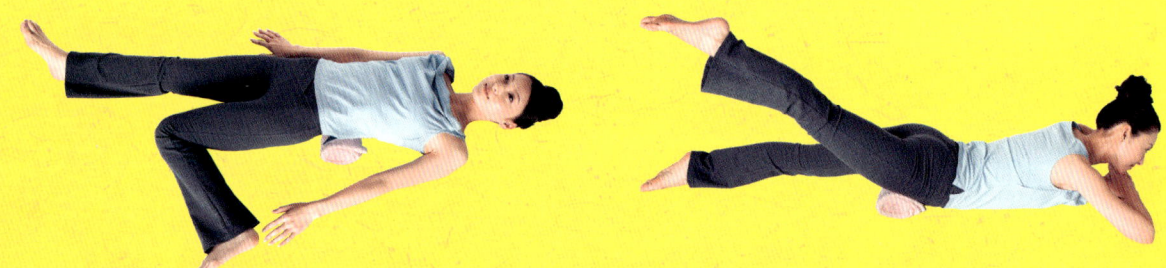

2010년에 《허리베개 다이어트》를 출간했을 때, '누워만 있는데 살이 빠질 리가 없어'라는 말을 자주 들었다. 하지만 실제로 해보면, 의외로 힘든 자세라는 걸 알게 된다. 그 결과 '사이즈가 줄었다!' '체중이 줄었다!'라는 기쁨의 소식이 전국에서 들려왔다.

이 '허리베개 다이어트'의 기본자세는 골반을 조여주고, 다리의 엄지발가락끼리 모으는 자세로 고관절을 바싹 조여주는 것이다. 그리고 양손을 만세하고 새끼손가락을 걸어서 늑골을 조여준다. 이 동작을 통해 일상생활의 습관 등으로 벌어진 골반과 고관절, 늑골에 자극을 줘서 살이 빠지기 쉬운 골격으로 만들어준다.

이번에는 '앉기만 하면 되는 다이어트'라는 새로운 방법을 더해서 재편집했으

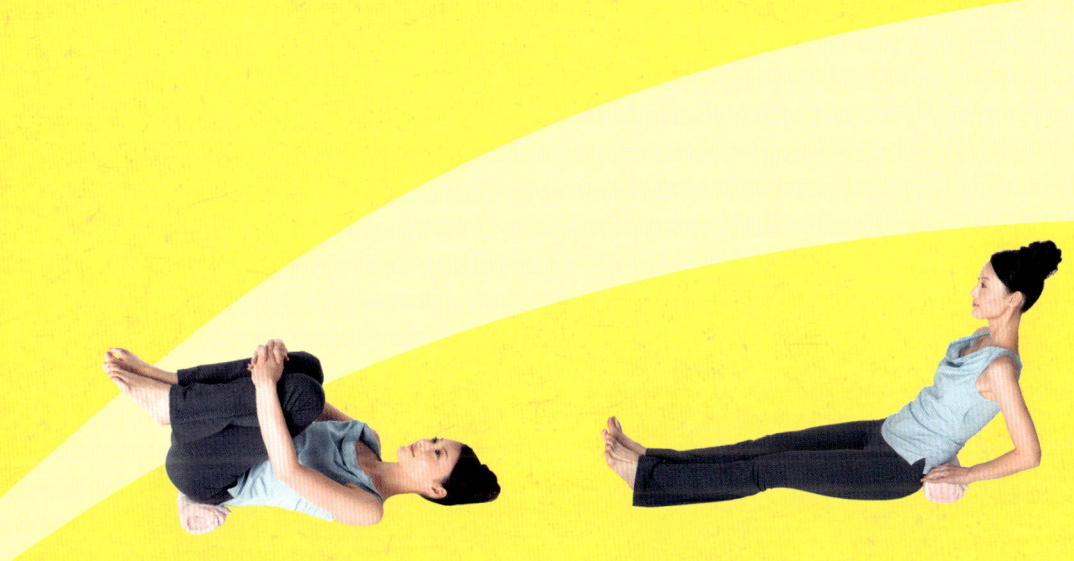

며, 보다 알기 쉽고 도움이 되는 내용으로 출판했다. 식사를 할 때나 책상에 앉아서 일을 할 때 등 앉아 있는 시간도 다이어트에 활용할 수 있다면 어떨까 하는 마음에서 생각한 방법이다.

누워 있거나, 앉아 있기만 하면 된다. 둥글게 만 수건의 위치를 바꿔주면 정확하게 원하는 부위를 날씬하게 만들 수도 있다. 사용하지 않는 수건이 있다면, 수건 베개는 몇 개라도 만들 수 있다. 비용도 들지 않고, 가정에서 한 가족이 모두 사용할 수도 있다. 바쁘게 사는 모든 현대인들에게 적은 시간으로 긴장하고 날씬해질 수 있는 허리베개 다이어트를 꼭 추천하고 싶다.

2011년 8월

-후쿠츠지 도시키

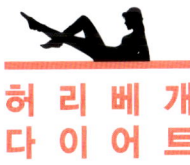

허리베개 다이어트

발행일	2012년 2월 20일
2쇄 발행	2012년 3월 1일
지은이	후쿠츠지 도시키
옮긴이	박은희
펴낸이	하태복
펴낸곳	이가서
임프린트	SISO BOOKS
주소	서울특별시 영등포구 양평동 2가 37-2 4F
전화	02-336-3502
팩스	02-336-3009
등록번호	제10-2539호

ISBN 978-89-5864-298-5 13690

· 가격은 뒤표지에 있습니다.
· 잘못된 책은 바꾸어 드립니다.

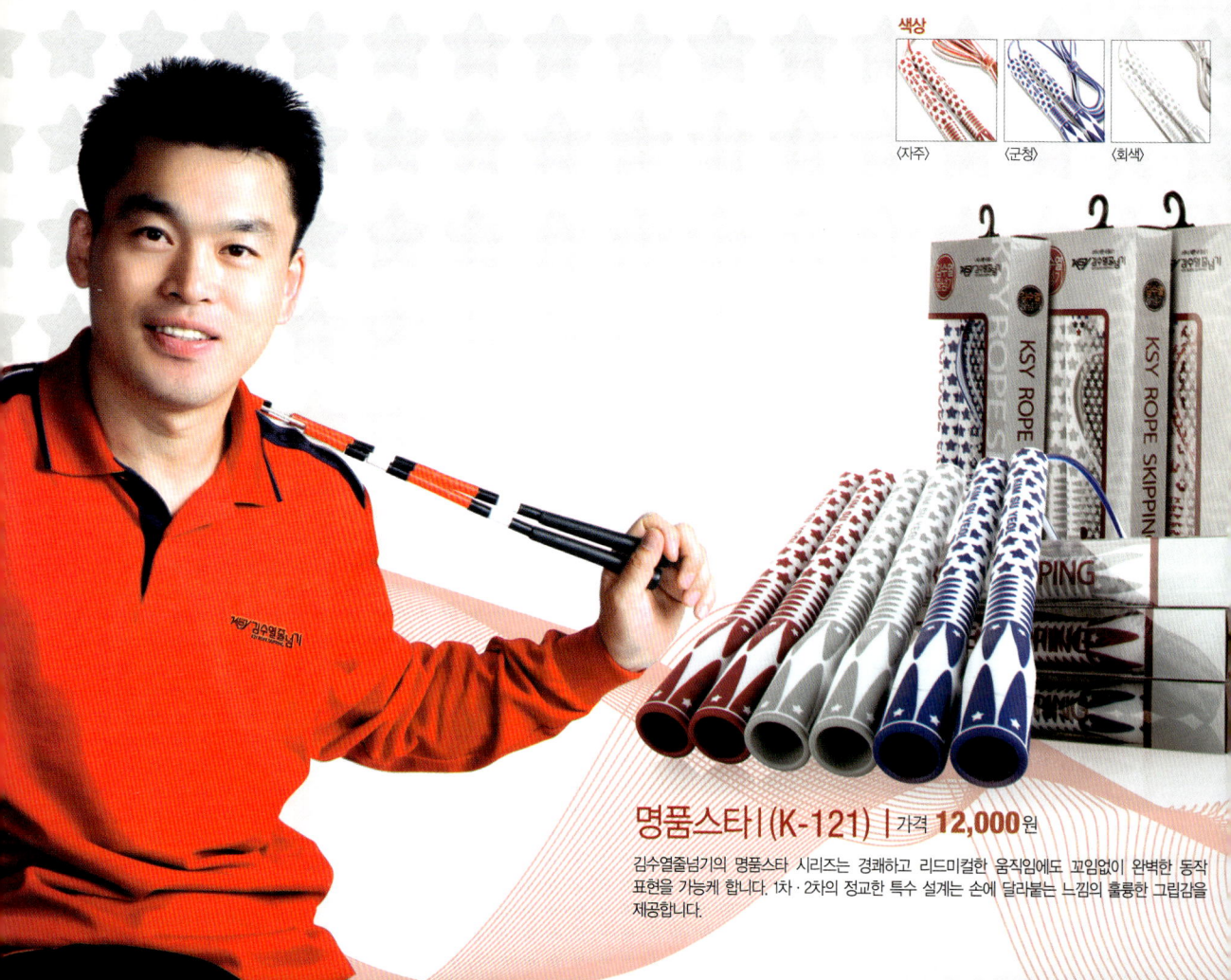